歯科医院経営
実践マニュアル

院長もスタッフも生き活き！
小さい組織で大きな成果を生み出す実践ステップ

（株）創造経営センター
コンサルティング事業部リーダー
齋藤　勝美　著

クインテッセンス出版株式会社　2007

Tokyo, Berlin,Chicago, London, Paris, Barcelona, Istanbul, Milano, São Paulo, Moscow, Prague, Warsaw, New Delhi, Beijing and Bukarest

●はじめに

歯科クリニックを取り巻く経営環境は日々変化しています。目につきやすい環境変化としては、競合クリニックの増加による患者数の減少、診療報酬の改定による収入の減少などですが、目に見えにくい本質的な環境変化として、価値観の中心をモノ・カネとする生産者経済の時代から生命や環境を重視する生活者経済へのシフトがあります。この大きな環境変化の中で、何を目指して経営に取り組むべきでしょうか。

本書では、永続発展する経営を提案しています。永続発展する経営とは、いっとき爆発的に収入・利益の獲得を目指すのではなく、院長の一生涯にわたる着実な継続を目指すものです。

永続発展する経営のカギは、日々の患者数やその月の診療収入の多寡に一喜一憂するのではなく、院長もスタッフもクリニック経営に生き活きと取り組む姿勢と行動です。これを組織活性化といいます。

組織や組織活性化という言葉から、自分には関係ないとお考えになる院長もおられることでしょう。しかしながら、人数の少ないクリニックほど、また、パート・アルバイトの構成割合が高いクリニックほど、組織を意識し、活性化に取り組む必要があります。

人数の少ないクリニックは内部に刺激がありません。マンネリに陥ります。マンネリ化した雰囲気は患者さんに伝わり、暗いクリニックと受け取られてしまいます。パートやアルバイトの就業動機はさまざまです。また、自分が勤務する時間帯の自分の仕事にだけ関心を寄せがちです。こうしたことが、患者さんには、バラバラなクリニックと受け取られてしまいます。

暗いクリニック・バラバラなクリニックに患者さんは集まりません。とりあえず、1回は来院されるかもしれません。しかし、継続はしないでしょう。短期間ではよくても永続はできません。患者さんはいつでも明るく・一体感のあるクリニックに集まります。したがって、クリニックを永続させていくためには、組織活性化を通じたクリニックづくりが欠かせないのです。

組織活性化は、院長の永続発展を願う志（統率力・リーダーシップ）からスタートします。その志を言葉で表現すると経営理念になります。スタッフは経営理念に対する本気度（志）を、院長の言っていること・やっていること・本心が一致しているかどうかから判断します。院長の本気度が高ければ、スタッフは自分自身のことだけではなく、患者さんや同僚・院長に関心を持とうとします。この周囲に関心を持ち、相手に喜ばれる良い行動をするスタッフに育てることが人材育成です。また、一人ひとりの良さを、クリニックとして一体感あるものにするには仕組みづくりが必要です。

したがって、クリニック経営を永続すること、言い換えれば、組織活性化は院長がクリニック経営に対する志を常に高めていくこと、スタッフを育て、仕組みをつくり、運用していくことといえましょう。そのベースとなるのが、院長を含めたスタッフ全員が「〝当たり前〟のことを〝当たり前〟に行うこと」、すなわち私ども創造経営グループが強調する基準創造行動の徹底です。

院長には、医療従事者としての医師の役割と経営者の二面性があります。また、経済的にもクリニック一の稼ぎ頭です。その上で、なお〝組織活性化か？〟とお思いかもしれませんが、活性化したクリニックには患者さんが集まり、良いスタッフに恵まれ、回り回って院長の「開業してよかった」という充足感に結びつきます。

本書が、歯科クリニックの組織活性化に貢献し、院長先生も、スタッフの皆さんも、生き活きとした雰囲気のクリニックになることを祈っております。

2007年9月10日

㈱創造経営センター
コンサルティング事業部リーダー
齋藤　勝美

●もくじ

第1章 歯科医院の組織活性化とはどんなことか？／13

第3章　組織活性化と院長のリーダーシップ／55

第5章　組織活性化の具体的なすすめ方／121

第6章 組織活性化はトータルシステム／145

イラスト：伊藤　典

第1章

歯科医院の組織活性化とはどんなことか?

1 外部環境の変化に対応した組織活性化を

1　歯科クリニックの目指す経営は〝永続発展〟

最近では、歯科の世界だけではなく、コンビニや美容サロンと、その競合相手の多さを比較されることもある歯科クリニックですが、こうした経営環境の中で、院長一人ひとりの自己実現の場・人生を支える大黒柱として、クリニックをどのように経営していくべきでしょうか。

本書では、組織活性化の視点からクリニックの経営について考えていくことにします。

その前提となるのは「歯科クリニックの経営は、永続発展するクリニックづくりである」ということです。ある短期間に収入・利益が爆発的に増加し、その実績によって経営を他社に高く売却してしまう、いわゆるアメリカ型ベンチャー企業のような経営ではなく、患者さんをはじめとする6種の利害者集団との、共生・共益を目指す日本的ベンチャー企業づくりが、ここでいう永続発展する経営です。永続発展する経営とは、5年、10年、30年継続する経営ともいえます。

院長にとって「クリニックのあるべき経営の姿」とはどのような状態でしょうか。

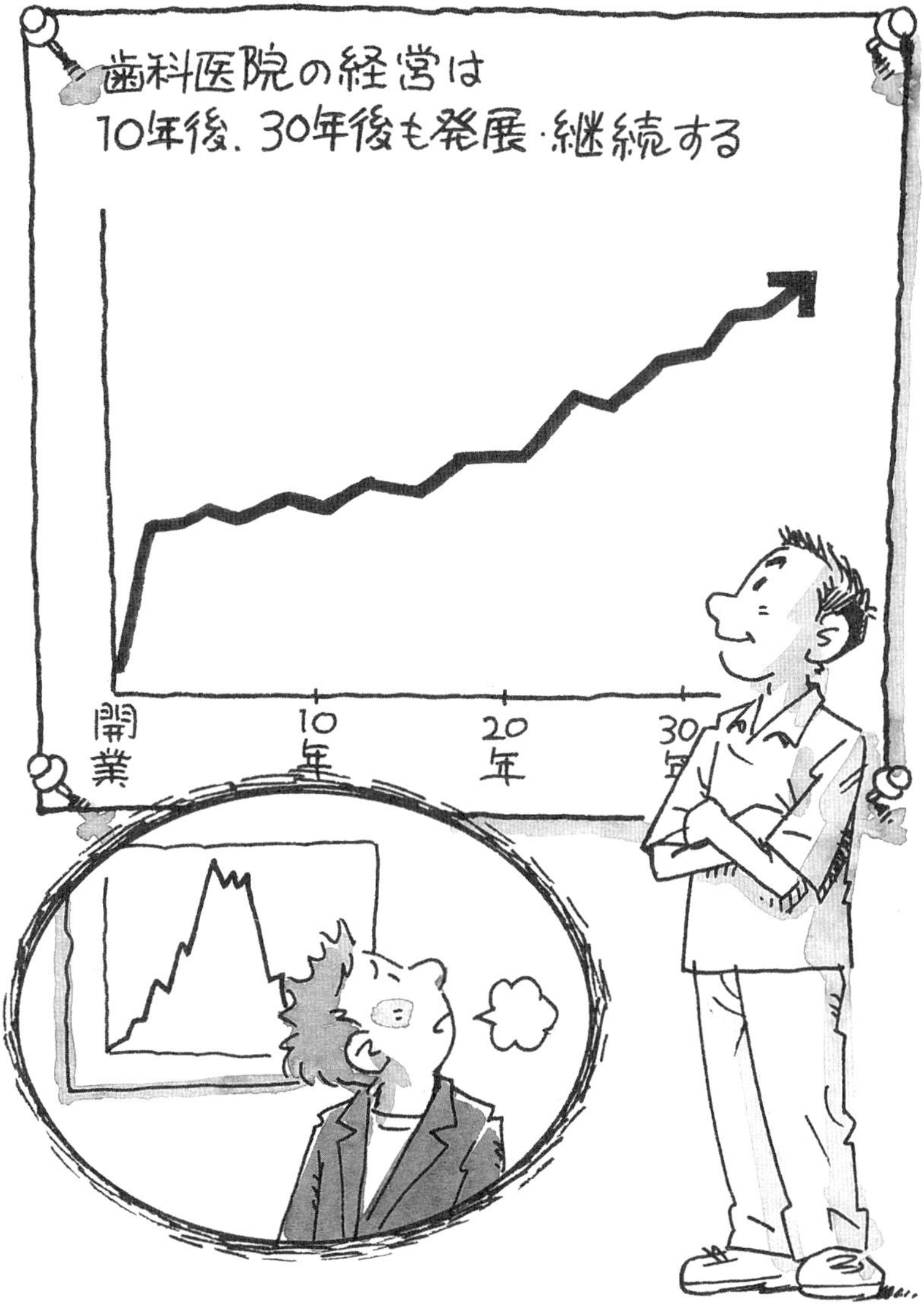
歯科医院の経営は
10年後、30年後も発展・継続する
開業
10年
20年
30

たとえば「患者さんが途切れることなく待合室にあふれていて、かつ経済的にも非常に恵まれている」「毎日、患者数は多くはないので、どちらかといえば経済的には少し厳しいが、院長が追い求める歯科医療を理解し、院長の指導に応えてくれる患者さんがいる」など、院長の数だけ〝あるべき姿〟があるといえるようです。

しかし、どのような院長であっても、願うのは「いつまでも永続する経営」であることは間違いないでしょう。

患者さんは「治してもらう」という前提で来院されます。しかし「治しても」、けっして一生ものとは考えていません。自分の手入れが悪かったり、年数を経て、再度「治してもらう」必要が生じたときに、以前、治してもらったクリニックがあること、それは患者さんの願いでもあります。

いっときだけ、繁盛するクリニック・儲かるクリニックを経営することは、そう難しいことではありません。反対に、長期間にわたり安定した経済的裏づけを得ながら経営することは、いっとき繁盛するクリニック経営に比較すると困難さがあります。

なぜならば、いっとき儲かる経営は、その時点の外部環境に自院を適合させることであり、永続する経営では、外部環境変化を先取りした上で、経営のやり方で変えていかなければならないことと、けっして変えてはならないことのバランスを、しっかり舵取りしなければならないからです。

2　変化に対応したクリニックづくり

長期的に経営をとらえた場合、クリニックを取り巻く外部経営環境は将来にわたって、その時々で大きく変わっていくことでしょう。現在でさえ、患者さんのデンタルＩＱ向上による治療から予防へ、あてがいの治療から選択治療へと変化しています。

少子高齢化社会を迎え、老人の歯・食に関するＱＯＬの向上ニーズ、クリニックから介護施設や有料老人ホームへ出向く治療へなど、多くの変化が予測されます。

また、保険診療報酬の支払側である行政に目を転ずれば、医療費抑制という大枠の中で、診療報酬改定では将来的にも足し引きはあるものの、傾向とすればマイナス改定となるという流れは変わらないでしょう。その上、歯科においても、患者さんから治療に対する訴訟などが増加していくことは十分予測できます。

そして、外部環境変化の本質は、良い医療を提供すればするほど、「治す」患者さんが減っていくということです。

3　人が2人以上集まれば組織となる

本書では、クリニック経営を組織活性化の視点から検討していきますが、組織活性化をベースにしている最大の理由は、クリニック経営が組織で運営されているからです。

次から次へと外部経営環境が変化していく中で、クリニック経営において唯一変わら

〔図表1〕　6種の利害者集団との共生・共益

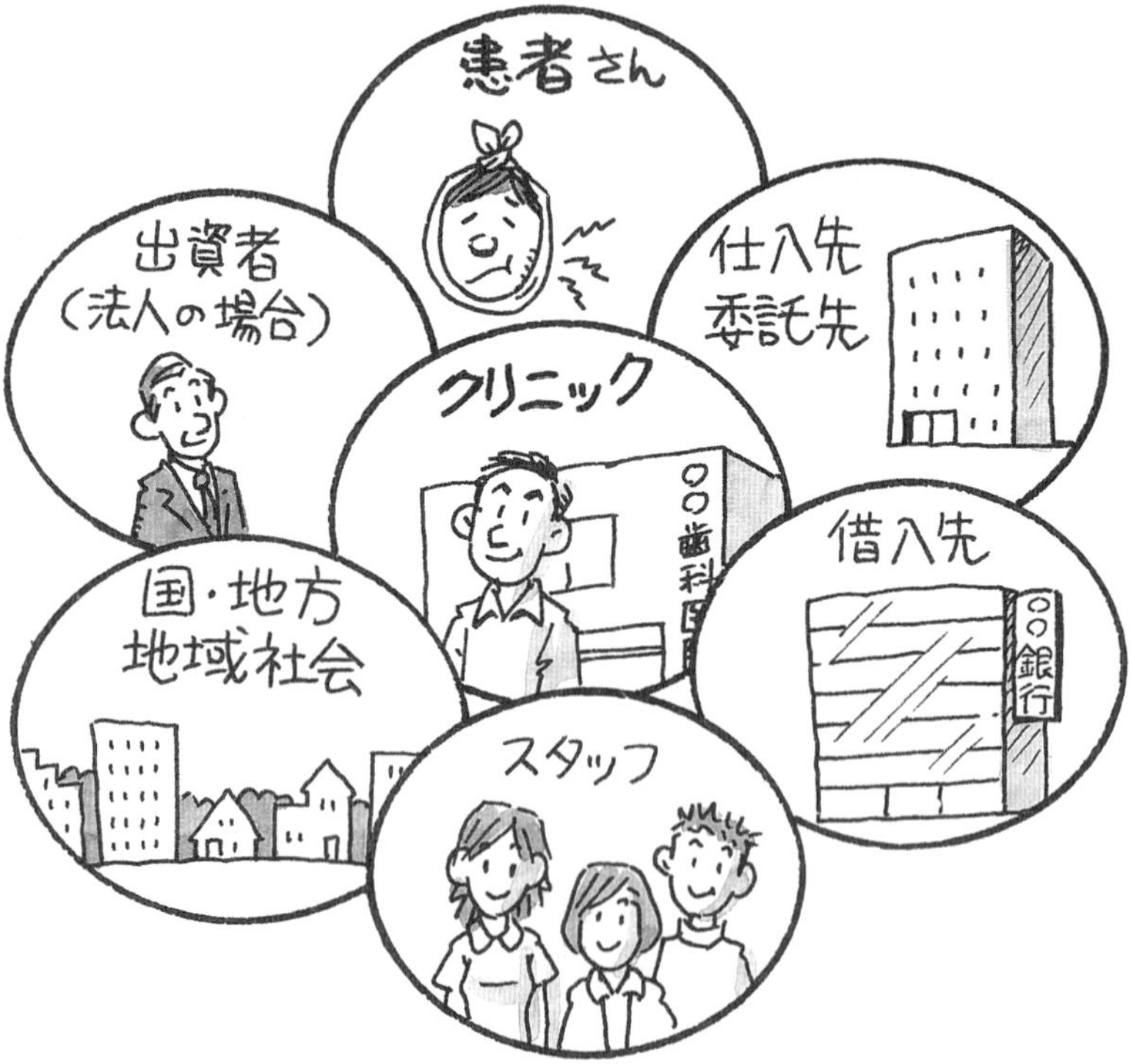

ないことは、人数の多い少ないにかかわらず、院長を中心として、複数の人が集まって、すなわち組織で経営していくことです。どんなに経営規模をスリム化しても、院長1人で歯科医療を提供し、クリニックを経営することはできません。

歯科衛生士・歯科助手・受付、こうしたスタッフを組織化して経営する、これ自体はどのように外部経営環境が変化しようとも不変です。

組織で経営せざるを得ないならば、停滞・硬直した組織で経営していくのか、生き活きとした組織で経営していくのか、その答えは明確でしょう。生き活きとした組織のクリニックは、院長はもとよりスタッフ、そして患者さんも生き活きとしています。

肉体的・精神的に、人生そのものをクリニック経営に注ぎ込む院長にとって、組織の生き活き度合いは大きな影響を与えます。組織活性化は、患者さんのため、スタッフのため、さらには、院長のために必要だといえます。

さて、経営上、けっして変えてはならないことはいくつかありますが、組織活性化への取り組みも変えてはならないことの一つです。小規模経営といえども、院長１人ではクリニックの経営はできません。正規スタッフであれ、パートスタッフであれ、誰かと組んではじめて患者さんを迎えることができます。

「自分のクリニックは組織だろうか？」

「うちのような規模で、組織活性化が必要だろうか？」

と疑問に思われる院長もおられることでしょう。しかしながら、経営学の分野では、目的を持って人が集まることを組織と考えます。この考え方では、人数の多寡に関わらず、院長、そしてスタッフが数人でもいるクリニックは間違いなく組織であり、永続発展のために組織活性化が求められます。

2 患者満足度向上こそクリニックの永続発展を約束する

歯科クリニックの永続発展にとって、患者満足度の向上は大きな柱の一つです。院長の治療技術、スタッフの真摯な態度など、患者さんに満足いただける〝歯科医療サービス〟を提供する方法の研究は欠かせません。

とりわけソフト面でのサービスの提供は、スタッフに負うところが大です。そして、スタッフが率先して、喜んで患者さんと接する雰囲気・風土をつくるのが〝組織活性化〟の目指すところでもあります。

では、患者さんはどのような理由でクリニックを選択しているのでしょうか？

いろいろなアンケート結果がありますが、代表的な理由としては

●通院しやすい地理的条件

●近所の評判

の2点があげられます。

確かに、初診患者の選択理由とすれば、この2点は大いにうなずけます。しかし、患

者さんの定着（リピーター）という視点ではいかがなものでしょうか。

定着の視点に立てば、多少通院に不便でも、医療上の適切な診察・治療のみならず、院長やスタッフが醸し出すクリニックの雰囲気を含めた風土が常に新鮮であり、ホスピタリティにあふれていること。また、院長の医療提供はもとより、周辺サービスまで含めたサービスを提供するスタッフと一体となって、クリニック全体が患者さんに信頼される、支持されるということが、より重要となります。

このように考えると、ユニットや治療器具などお金を出せばなんとかなるモノではなく、お金では買えないモノ（組織・運営・生き活きとしたスタッフ・信頼感）こそが、競合クリニックとの差別化要因と考えられます。

患者さんは、クリニックのハード面だけではなく、院長・スタッフでつくられた組織を見て・感じて、自分自身にとってそのクリニックが良いか悪いかを判断します。したがって、お金では買えないモノが充実しているか否かということは、大変重要な経営課題となるのです。

経営力の両輪は、お金で買えるモノと買えないモノであり、買えないモノの代表が組織力や組織活性化力といえます。

3 組織活性化は人材育成から

1 生き活きと生活・仕事をするスタッフを育てる

人材育成という言葉からは、仕事をする能力（職務能力）を高めることと理解されがちですが、本来の意味は、イヤイヤではなく、生き活きと生活・仕事をするスタッフを育てることです。生き活きと生活・仕事をするスタッフだからこそ、仕事の腕（職務能力）を磨こうとするのです。

組織は人の集まりです。したがって、組織を活性化するためには、組織を構成する一人ひとりを活性化すること、すなわち人材育成に取り組むことが大前提となります。しかしながら、クリニックの場合、スタッフに未婚の女性が多いこと、本人が潜在的に希望している将来的な勤続年数が相対的に短いこと、また、パート社員の占める割合が高いことなどを理由に、人材育成に対する具体的な取り組みに熱心でない院長が多いようです。もちろん、人材育成に熱心な院長も多数おられますが。

経営者としての院長とすれば、どうせ、そう長い期間勤務しないスタッフに対して、人材育成のために自分の心を砕いたり、手間・時間やお金をかけるより、少し高めな給与や休暇で処遇し、それで院長の期待するレベルに到達しなければ、退職を促して、また採用すればよいという考え方になることも、致し方ないことなのかもしれません。

しかし、永続する経営を目指すならば、組織活性化に取り組む必要があり、そのために人材育成を避けて通ることはできません。ここに院長のジレンマがあります。

永続するクリニック経営の実現のためには、このジレンマを乗り越えて、院長自身が人材育成に取り組む決意をするしかありません。決意をしたらそれを将来にわたり、どんなにぐらついても翻さないことです。

2　スタッフは入退社できても、院長はできない

人材育成の過程では、退職者が出たり、思うように成果が得られなかったりして、グラグラと院長が決意を翻したくなる場面に遭遇します。そうした場面でも、そこをやり抜いた先に永続する経営が待っていると確信して取り組むことです。

スタッフには入退社ができても、絶対に退職できないのは院長です。院長が退職するときはクリニックを閉鎖するときだけです。どんな困難に遭遇しても逃げ出さずに、クリニック経営の先頭に立つ院長が組織活性化のカギを握ります。

この決意は並々の、口先だけのものでは長続きしません。この決意を長続きさせる秘訣は、現在在籍するスタッフＡさん・Ｂさんを育成するということではなく、人材育成

に取り組むクリニックの風土をつくる、と決意することです。人材育成は、職場の風土に大きく影響を受けます。人材育成が当たり前の風土であれば、新たに採用されたスタッフも、そのことを「当たり前」として受け入れることができます。

人を育てる、あるいは人を育てる風土をつくるには、ある程度の期間が必要です。スタッフ次第で、すぐに成長する内容もあれば、到達するまでに2～3年の期間を要する内容もあるでしょう。風土をつくるということは、人材育成が当たり前な状態にするわけですから、もう少し時間がかかるかもしれません。しかしながら、20年、30年……と経営していくことを前提とすれば、風土づくりも相対的には短期間にすぎないといえます。

こうした時間を要する経営課題を解決し、成功させる秘訣は、熟慮をした上で、すばやく行動に移すことです。やらなければならないことを、いつまでも引き伸ばしていても、けっしてよいことはありません。

また、人材育成はスタッフが育つのを待つのではなく、院長・先輩・同僚が願いをかけて育てるものです。「うちのスタッフは、いっぱしの大人だから放っておいても大丈夫」という院長がおられます。残念ながら、自分で努力・向上していこうとするスタッフに巡り合えることはまれなことです。また、待っているだけでは、育つ方向・到達レベル・到達時期がわかりません。しかしながら、願いをかけて育てるならば、これらについて解決できます。

〔図表２〕

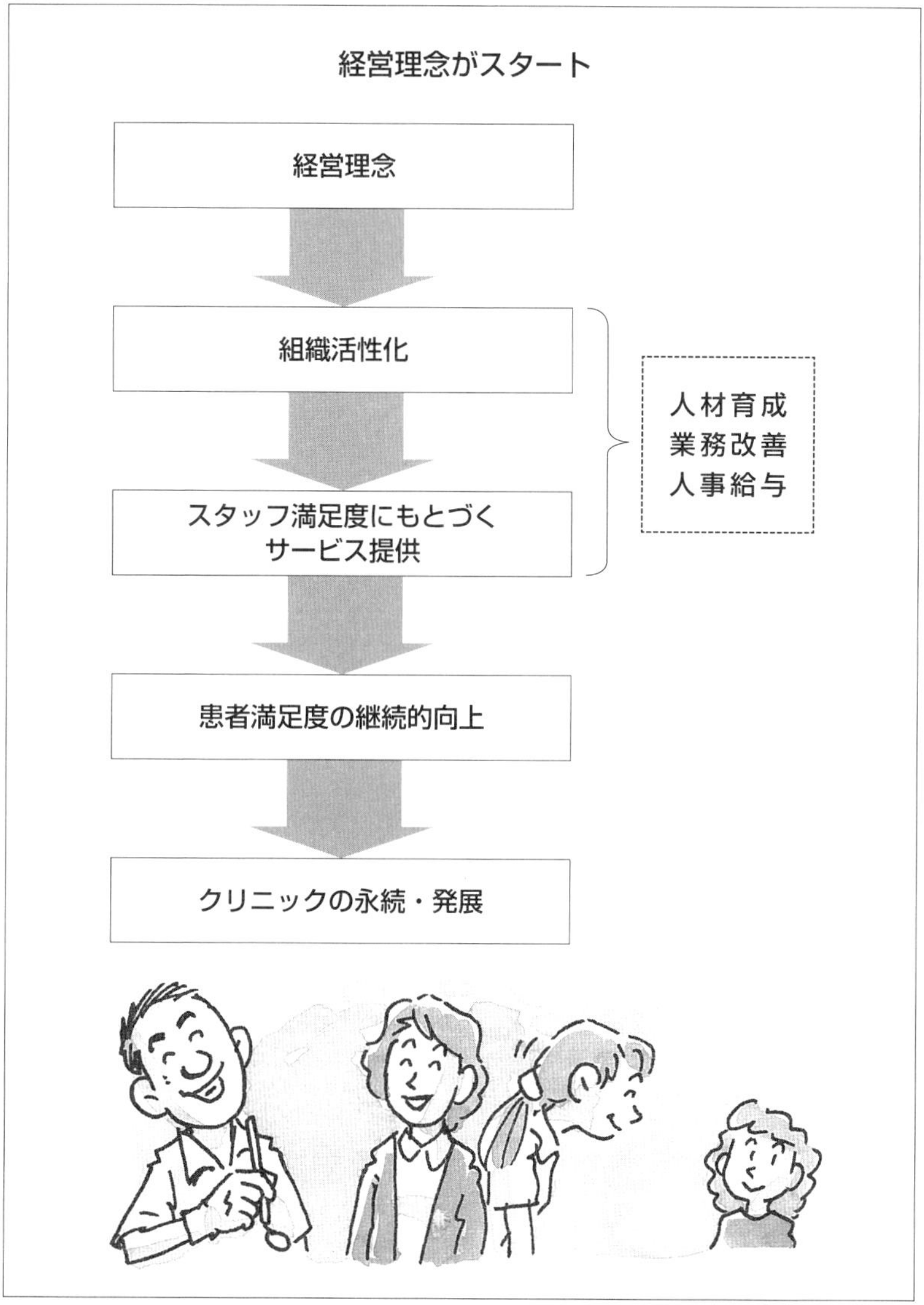
経営理念がスタート
経営理念
組織活性化
スタッフ満足度にもとづく
サービス提供
人材育成
業務改善
人事給与
患者満足度の継続的向上
クリニックの永続・発展

4 人材育成の対象である3つの能力
～肉体能力・人格能力・職務能力の3つを伸ばす～

クリニックを機能させる経営資源のうち、組織を活性化する資源は〝モノ〟〝カネ〟〝情報〟ではなく、これらの資源を組み合わせ、活用する〝ヒト〟です。人材育成に取り組む理由はここにあります。

〝ヒト〟以外の経営資源は、そのもの自体が勝手に動き出すことはなく、必ず〝ヒト〟が介在して価値を生み出します。また〝ヒト〟には、他の経営資源と違い〝心〟があります。この〝心〟の働き具合が、他の経営資源の活用に大きな影響を与え、組織の活性化を大きく左右します。院長には、ぜひ〝心の働き〟の重要性を認識していただきたい。

人材育成によって伸ばす能力は「肉体能力」「人格能力」「職務能力」の3種類です。

(1)「肉体能力」

これは、健康で欠勤をせず、毎日出勤できるように、食べることや寝ることを通じて、体調管理を中心とした生活管理をする能力をいいます。せっかくよい仕事をする腕を持っていても、出勤がままならないようでは、不安で仕事を任せることはできません。また、体調不良は医療事故に結びつきます。

若い年齢層のスタッフの場合、友人との電話・メール、インターネットショッピングなどで、夜遅くまで起きていたり、またダイエットと称して、偏った食事になりがちで、体調管理をあまり気にかけない人が多く見受けられます。医療人としての自覚の下、しっかりした生活リズムをつくっていくべきでしょう。

(2)「人格能力」

これは、他のスタッフと協同して仕事ができる人間性です。〝心〟と非常に密接な関係があります。人間性が高い人とは、自分のことより相手のことを優先できる人です。

就業規則を守れなかったり、わがままで自分勝手な行動をするようでは、組織の中で高い能力を発揮することは困難です。まずは、相手を思いやる気持ちと自分のことは自分でやり、けっして周囲の人に迷惑をかけない行動が求められます。歯科医療はチーム医療といわれているだけに、チームワークが重要です。チームワークは、人格能力に大きく左右されます。３つの能力のうち、育成成果が見えにくい能力ですが、一番大切な能力開発テーマであるといえます。

(3)「職務能力」

これは、それぞれが担当している専門の仕事を、高品質で効率よくすすめる能力です。技量ともいわれますが、基本どおりに確実な仕事ができること、その確実性を高めること、新しい情報・やり方を仕入れて、その技量を磨くことが主な内容となります。

5 3つの能力をどう育成していくか？

「**肉体能力**」の育成は、院長がスタッフの生活に関心をもち、生活指導を通じて行います。スタッフのプライベートな事柄には立ち入らない、という声を耳にします。これも大切なことですが、医療事故が起きてからでは遅すぎます。節度をもって、院長がスタッフ一人ひとりの生活に関心をもつ姿勢が求められます。結婚されている院長であれば、配偶者の力を借りていただきたい。

「**人格能力**」の育成は、後ほど紹介する基準創造行動への取り組みです（85ページ参照）。筆者が属する日本創造経営グループでは、基準創造行動として、

①気づきと挨拶
②早起きと認識即行動（時間管理・生活管理）
③約束と計画
④報告・連絡・相談
⑤整理・整頓・清掃・清潔

の5項目を掲げています。

〔図表３〕３つの能力は願いをかけて育てる

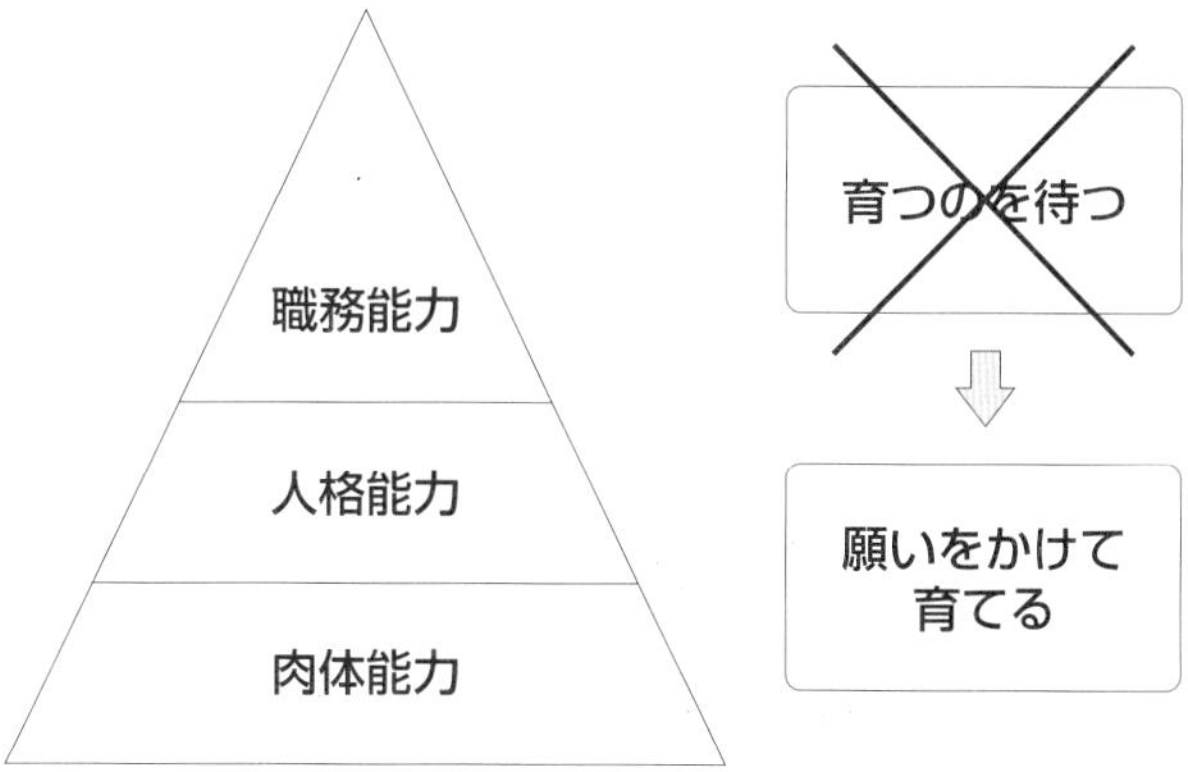

躾（しつけ）とは、この5つの基準創造行動をしっかり実践できるように指導することです。

基準創造行動の取り組みでは、第三者に理解できる明確な達成目標を定めることが大切です。この5項目は頭では大切なことと理解し、自分ではできているつもりでいるものです。ですから、この出来・不出来は第三者が評価するものであり、その物差しとなる達成目標が重要となります。

「**職務能力**」の育成には、日々の仕事を通じて行うＯＪＴ（オン・ザ・ジョブトレーニング）と、外部の研修等を受講するなど、仕事の場を離れたOff ＪＴ（オフ・ザ・ジョブトレーニング）の2種類があります。

ＯＪＴにあたっては、仕事がマンネリ化しない工夫が必要なので、外部から刺激を受けるOff ＪＴと組み合わせることも必要です。また、Off ＪＴでは、学会へ参加する、さらには発表するなど、院長を含めた全員の目標設定をすることによって、業務改善に直接的に結びつけることができます。

6 生活するごとく仕事をする

スタッフの仕事は、タイムレコーダーへの打刻で始まり、打刻で終わります。院長とすれば、この勤務時間内でよい仕事をしてほしいと願っているわけですが、同じ1人の人間（スタッフ）がタイムレコーダーの打刻をすることで、機械のようにスイッチが入ったり、切れたりするものでしょうか。

このように考えると、勤務時間内によい仕事をする、患者さんが満足するサービスを提供する、活性化したクリニックをつくっていくためには、単に仕事だけではなく、生活そのものが重要であると理解できます。

朝9時から夕方5時までの仕事ぶりは、夕方5時から翌朝9時までの生活の仕方、月曜日から土曜日までの仕事ぶりは、週末の過ごし方の反映といえます。ここに、職務能力だけでなく、肉体能力・人格能力の育成を合わせてすすめる必要性があるのです。

人材育成の成果は、クリニックの財産となる前に、まずスタッフ本人の一生の財産となります。躊躇することなく、ぜひ院長として、この3つの能力育成に取り組んでください。

〔図表４〕　1日24時間どう使う？

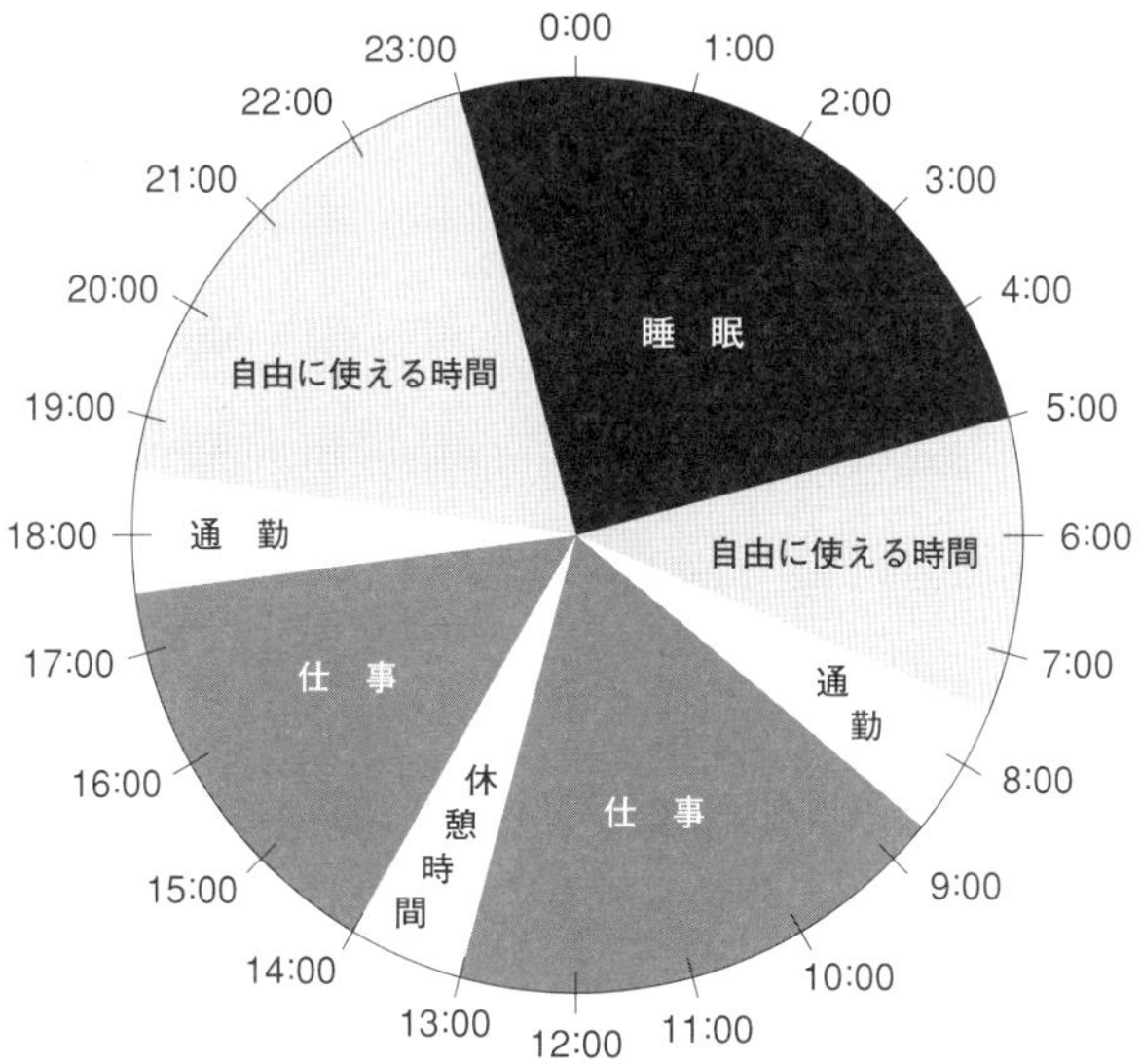

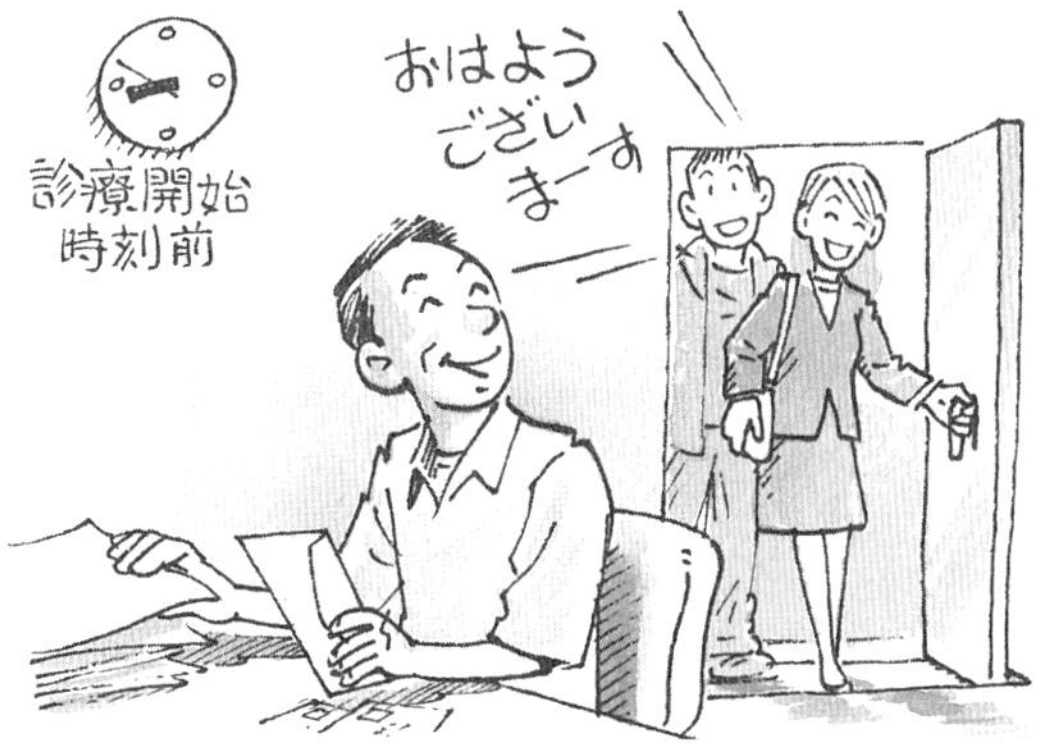

第2章

歯科クリニックの組織活性化に必要な3要素

1 組織活性化の3要素とは……

組織活性化の3要素とは、
①コミュニケーション
②共通目標
③貢献意欲
の3つです。

もちろん、その前提として、院長のしっかりした経営理念――どういうクリニックにしていくのか、クリニックの〝あるべき姿〟を明確にする――が必要です。

経営理念とは、院長がクリニック経営を行う目的・理由です。これを抜きにして、経営・組織活性化はありえません。実は、何のために経営するのかという問いと、院長の人生は表裏一体です。

〔図表5〕経営理念と組織活性化

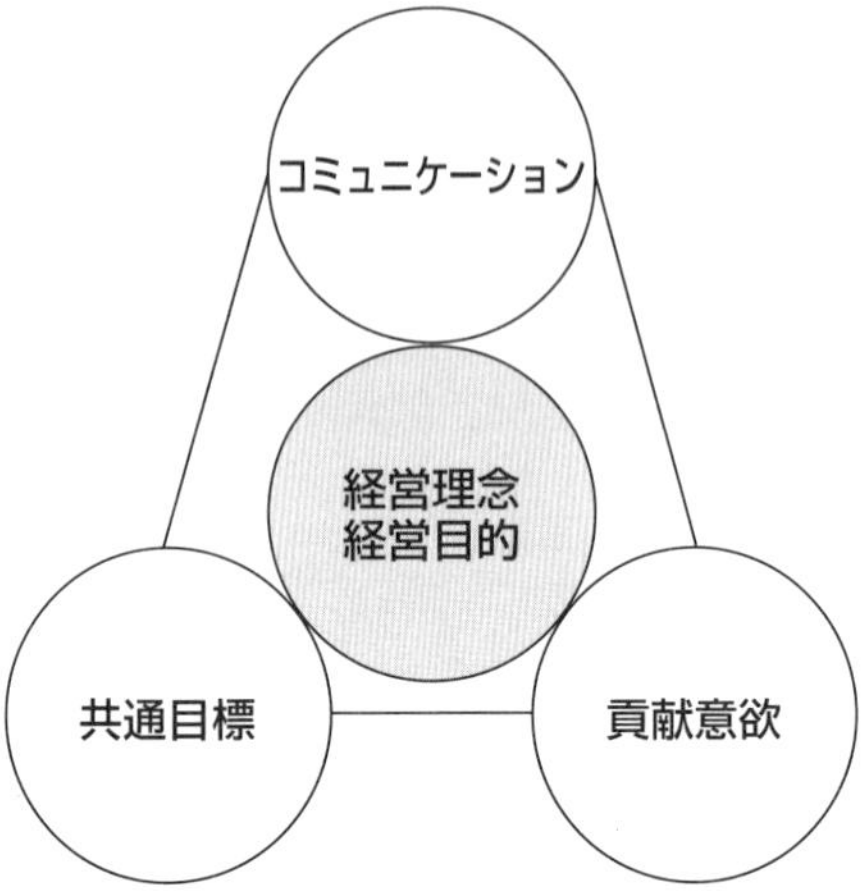

〔図表６〕　**組織活性化の３要素と人間性**

	コミュニケーション	共通目標	貢献意欲
活性化している	①自分から周囲の人に積極的に働きかけ、よい人脈づくりをしている。 ②挨拶や報告を通し、職場環境をよくしている。	①自分自身の正しい信念をもち、クリニックの理念についても共感している。 ②クリニックの理念を自分の言葉で他のスタッフに伝えることができる。 ③院長の「願い」に応えている。	①自分が骨を折っても「みんながよくなれば」という気持ちで仕事をしている。 ②失敗したときには「原因は自分にある」と考え、失敗を次の機会に生かすことができる。 ③働くことを「喜び」としている。
活性化していない	①周囲の人と協力しようという考えがない。 ②挨拶や返事も、「こうしなさい」といわれないとできない。	①自分のためには家族の犠牲も止むを得ない。 ②自分を守りたい。 ③院長の「願い・期待」に興味がない。	①自分の欲求を中心に行動するので、周囲との摩擦が多い。 ②周囲に依存する気持ちが強いので、うまくいかないと被害者意識をもつ。 ③働くことを「つらい」と感じている。

また、経営理念はクリニックの旗印です。この旗印が明確であり、掲げられているから、スタッフは安心して、院長についていけるのです。

この３要素は順序が大切です。まず①の院長を含めたスタッフのコミュニケーションありきです。お互いに関わり合いがもてる関係にあるからこそ、②の共通の目標を掲げることができ、それに対して前向きに取り組もうとする③の貢献意欲がわくからです。

2 コミュニケーションがとれているとは……

ふだん何気なくつかっているコミュニケーションとはどのような状態を指すのでしょうか。一般的には「人間が互いに意思・感情・思考を伝達しあうこと。言語・文字、その他視覚・聴覚に訴える身ぶり・表情・声などの手段によって行なう」（三省堂『大辞林第二版』より）こととされます。辞書の定義はともかく、スタッフ間で〝声をかけ合う〟〝必要なことは言葉で伝え、素直に聞き入れる〟といったやりとりができている状態です。

クリニック経営にあてはめると、コミュニケーションがとれているとは、院長とスタッフ間あるいはスタッフ間で、経営や診療・患者サービスについての考え方やすすめ方について、情報（意思・感情・思考などを含めて）の行き来が言葉・会話をもって盛んであり、その結果、スタッフ一人ひとりのクリニック経営（その中心は患者さんに対する姿勢）に対する考え方や取るべき行動が一致しており、クリニックに一体感が生まれることです。そして、患者さんの安心感・信頼感が生まれます。

スタッフそれぞれ、周囲によい影響を与える個性と悪い影響を与える性癖があり、得意・不得意がありますが、コミュニケーションを通じて、各人のよい面が引き出されます。

3 コミュニケーションの場づくり

1　コミュニケーションの場づくりが大事！

お互いに意思を伝達し合うのがコミュニケーションです。一対一、一対多、多の場があります。さらには、多対多という場を設定することもあります。クリニックを経営する仕組みとして、このような場を設けることが重要です。

一対一コミュニケーションの代表例に「面接」があります。

たとえば、院長とスタッフ、先輩スタッフと新人スタッフによる場があります。願いや期待をしっかりと伝え、確認し合うのに相応しいコミュニケーション方法です。

また、院長とスタッフによる面接を、昇給時・賞与時などに実施し、仕事の取り組み状況に対する反省や期待を確認し合ったり、スタッフが個人的に困っていることなどについて相談という形で意思疎通をはかります。最低でも、年1回は実施したいものです。

一対多コミュニケーションの代表例は「朝礼」です。

すでに取り組んでいるクリニックもあると思いますが、毎日のことですからマンネリにならないように工夫する必要があります。そのためには、朝礼の目的を明らかにして、月初めや週初めのメニューに変化をもたせることも大切です。

この毎日の朝礼が、コミュニケーションの場として機能するか否かのカギは、院長の出勤時間にあります。よい1日のスタートを切るために、院長の行動こそが大切です。

多コミュニケーションの代表例は「スタッフミーティング」です。

院長をまじえたスタッフ全体でのミーティングだけではなく、院長は参加せずに診療部門・事務部門ごとにミーティングを開催することもあります。

院長によっては「うちのクリニックは少人数なので……」などといって、ミーティングの必要性を感じていない先生もおられるようですが、たとえ部門のスタッフが2人しかいない場合でも、改めてミーティングの時間を確保すべきです。そうすることで、部門の課題は部門の中で、まず対応するという姿勢が生まれます。

また、テーマを決めて研修形式にすることもよいでしょう。パートスタッフ中心のクリニックでは、開催にあたっての参加者をやりくりする苦労はありますが、たとえ時給を負担しても、それ以上の成果があります。簡単な様式で、字数が少なくてもかまいませんので、議題書と議事録を作成することが成功の秘訣です。

多対多のコミュニケーションとしては、「学会や勉強会での研究発表」があります。期間を定めてテーマに取り組み、いわゆる他流試合をすることも、クリニック内のコミュニケーションを高めます。

2　相互信頼がコミュニケーションを機能させる

コミュニケーションの場を設定しても、それが機能するか否かは、院長をはじめ一人ひとりの人間性に負うことが大です。ここでいう人間性とは、自分のことよりも相手・周囲を優先する度合いです。したがって、人間性が高いとは、相手（患者さん・院長・同僚）の立場になって考え、行動できること、人間性が低いとは、自己中心で自分勝手な行動をとり、周囲に迷惑をかけてしまうことです。最初から人間性が高いスタッフがそろうのは難しいので、コミュニケーションの場を通じて人間性を高める姿勢が重要です。

コミュニケーションの原動力はスタッフ一人ひとりが自己を肯定し、相手を受容することにあります。一般的には、自己肯定・他者否定の傾向になりがちですが、「互いに」という視点では、他者を受容する人間性が求められます。その基本は相手に対する信頼です。

周囲との人間関係を、信頼の方向へすすめるか否かの分岐点は、院長や他のスタッフ・患者さんに対して関心をもてるかどうかにあります。自分以外の人に無関心な人は、相手の心の理解ができず、考え方や行動パターンがわからず、不信感をもちやすくなります。

一方、関心をもって対応していくと、理解がすすみ、信頼していこうというプラスの心が高まり、相手との関係も良好となります。相手を受容する心を育てていくには、まず自分から周囲の人に関心をもつこと。自分から明るく元気な挨拶をすることは、周囲に対する関心を高めて、相手を受容する人間性向上につながります。

4 事例：「挨拶」でコミュニケーションのきっかけづくり

〔Aクリニックでのコミュニケーション事例〕

開業5年目を迎えたAクリニックでは、2年ほど前から業務改善を中心としたスタッフミーティングに取り組んできました。

半年前に、診療部門の主任をお願いしていたベテラン歯科衛生士が、突然に家庭の都合で退職することになってしまい、他のスタッフが主任になってから、ミーティングの雰囲気が悪くなってきました。

そこで、院長が個別面談を実施してスタッフに話を聞いたところ、以前の主任は技術面の相談のみならず、スタッフの不平不満・グチの聞き役や事務部門との調整役を果たしてくれていたが、今度の主任は自分自身の仕事が精一杯で、主任としての役割を果たさず、主任失格だと決めつけていたのでした。

当然のことながら、新任主任に前任者とすぐに同じことを求めるには無理があります。本人の資質も違えば、能力にも差があるからです。

スタッフとの面談を通じて、自己肯定・他者否定のスタッフを、前任のベテラン主任が何とかコントロールしていたことがわかりました。

表面上に表れている現象は、新任主任の能力不足に対する他のスタッフによる攻撃でしたが、その本質は、スタッフ一人ひとりが相手の悪いところばかりを見て、受容する人間性に欠けていることでした。

そこで、院長は相手のよい点・困った点を受け入れる（受容する）ために、出退勤時の「挨拶」と「ありがとう」という感謝の言葉を全員で、素直な気持ちでしようという活動を始めました。

わざわざ、素直な気持ちで挨拶しようと考えて挨拶するのですから、素直ではありませんが、当面は意識をして素直になり、「おはよう」「ありがとう」と挨拶を重ねていくことで、相手を受容する気持ちを育てるのです。

対症療法のように、すぐに効き目が表れることはありません。しかしながら、意識せずに素直に挨拶ができ、素直に相手を受け入れるスタッフが育つことを楽しみに、Ａクリニックの院長は、ここが我慢のしどころと、毎日先頭に立ってスタッフに「おはようございます」「お疲れさま」「ありがとう」と挨拶を続けてきました。

最近では、スタッフも無理することなく、素直に「挨拶」できるようになり、挨拶が浸透するにつれてお互いを認め合い、院内のコミュニケーションも活発化してきているようです。

5 共通目標がクリニックをたえず新鮮な場にする

あなたは、院長としてスタッフに対し、クリニック全体で取り組む共通目標を明示していますか?

スタッフが自分たちで職場の共通目標を考える仕組みを考えたり、その仕組みを積極的に運用する土壌づくりに努力されていますか?

クリニックの業務は、院長もスタッフも、基本的には日々同じことの繰り返しです。毎日、同じことを同じ顔ぶれで繰り返していれば、次第にマンネリ化することは避けられません。スタッフがマンネリ化するということは、クリニックに活気がなくなり、それが患者さんに反映して、患者さんの活気もなくなります。患者数の減少として、経営上に表面化します。

ともすれば、昨日の繰り返しになる仕事に、共通目標をもつことによって新風を吹き込み、リフレッシュさせていきます。目標があれば、日々の仕事に創意や工夫が生まれ、マンネリ化に陥らないクリニックづくりに結びつきます。来院するたびに新鮮な雰囲気をもつクリニックに患者さんは集まります。

〔図表７〕スタッフの共通目標・行動指針の例

• ○○クリニック，スタッフの行動指針 •

私たちは，

○○クリニックにあって，歯科医療に携わる人間としての誇りと自信をもち，常に謙虚に人格の向上に努めます。

- 相互の信頼関係を深めるために，しっかりとした挨拶をし，約束を守ります。
- 医療・サービスの品質向上のために，気づいたらすぐ行動します。
- チーム医療を提供するために，計画・報告・連絡・相談を徹底します。
- 生活・仕事の環境を維持・向上するために，整理・整頓・清掃・清潔を実践します。

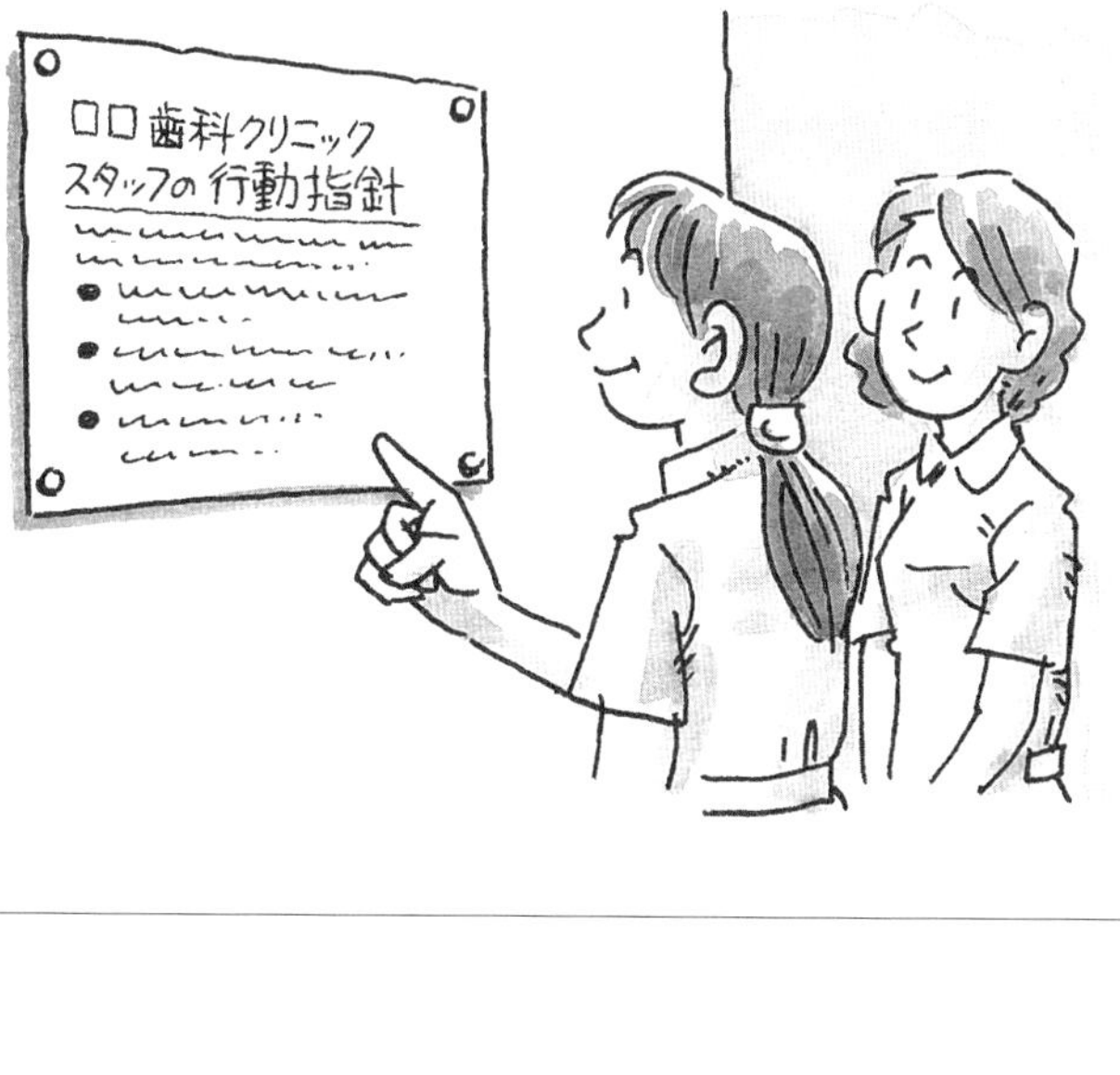

6 共通目標のつくり方と活かし方

1　共通目標をつくるには……

共通目標は、院長が方針を示してスタッフが合意する場合と、院長が方針を示して、それを受けてスタッフが共通目標を策定する場合があります。

また、あるべき状態（目標）を言葉で表す（定性的）場合と、計数（定量的）すなわち数字で設定する場合、さらには言葉と計数の両方で策定する場合があります。

初めてクリニックに共通目標を設定する場合には、院長があるべき状態を言葉で示す方法が相応しいでしょう。また、スタッフが少数のクリニックでは、歯科衛生士・歯科助手・受付などの職種を越えた目標を設定すると取り組みやすくなります。

「新規患者数月20人」「検診のリピート率80％」「紹介患者数月10人」などといった計数による目標は、院長にとっては収入改善に結びつく設定しやすい目標であり、スタッフも表面的には理解しやすい目標なので、初めて共通目標を設定する場合に、ついつい掲げてしまいがちですが、これは避けるべきです。

なぜならば、計数のみによる目標は「できた」「できない」といった結果が重要視されがちで、「患者さんが悪い」「院長が悪い」「他のスタッフが悪い」という他責（他人の責任）に原因を求めやすく、自分たちで考えるクセが身につかないからです。

とくに自己中心的なスタッフが多い場合には、この傾向が顕著に表れます。スタッフ同士が楽しく仕事をするために設定した共通目標が、まったく逆の結果をもたらすことになります。計数だけの目標設定は、スタッフがその計数を見て何をすればよいのか理解できるレベルに到達するまでは難しいでしょう。

望ましい共通目標のつくり方は、院長の方針を受けて、各部門のスタッフが定性的な目標を策定した上で、現状を踏まえた改善後の姿として定量的な目標を設定し、さらにはその目標実現に向けた具体的行動まで考える方法です。しかしながら、このレベルに到達するためには、計画的な人材育成が必要です。

2　共通目標を活かすには……

さて、こうした共通目標も、日々の仕事に活かさなければ組織活性化に結びつきません。活かし方の基本は、院長以下すべてのスタッフが片時も共通目標を忘れない工夫です。たとえば、その共通目標を紙に書き出して張り出す、朝礼の際に唱和するなど、目や耳に常に触れる仕組みが大事です。

さて、院長やスタッフが考えた共通目標は、待合室に掲示できる内容でしょうか？　仮に掲示できないとすれば、その共通目標の志（レベル）は低いといわざるを得ません。待合室に掲示できるか否かは、共通目標自体の質を測る尺度となります。

コミュニケーションで触れたように、共通目標の取り組み成果を共有する場の設定はきわめて重要です。たとえば、月曜日の朝礼では必ず取り組み状況について報告をするとか、月に一度、職場ミーティングを開催するなどです。

院長がリーダーシップを発揮して、朝礼や職場ミーティングで共通目標の進捗状況を把握していくことは、組織活性化の原動力です。

この際の院長のリーダーシップは、次の2点に凝縮されます。

①スタッフが共通目標に取り組んでいることに対して、心から感謝すること、そしてねぎらいの言葉をかけること

②スタッフ一人ひとりの取り組み状況の報告に耳を傾け、必ずそれに対してさらに努力しようと、スタッフの意識を高める適切なコメントをすること

共通目標に対するスタッフの取り組みが弱くなってきたなと感じたとき、それはスタッフの意識が弱まったのではなく、院長の意識が弱まってきたのだ、ということを肝に銘じておきましょう。

7 事例：環境にやさしいクリニックづくりを共通目標に！

　このクリニックは、パートのスタッフも含めて5名の規模です。相対的に小規模な組織であったとしても、常に生き生きとして活気のあるクリニックづくりを目指している院長の取り組み事例です。

　このクリニックでは、院長が方針を示して、スタッフに共通目標を考えてもらう方法を採りました。組織としては歯科衛生士・歯科助手による診療部門と、受付による事務部門があるものの、総勢5名なので、職場を越えて取り組める共通目標がよいと考えました。いろいろと方針を検討しましたが、取り組みやすく時宜を得たものとして、環境にやさしいクリニックづくりという方針に絞り込みました。

　院長の方針を受けて、スタッフそれぞれが「クリニックで取り組めることは何か」を事前に整理し、リストアップし、昼休みの時間を利用したミーティングでディスカッションを行った結果、「仕事の仕方・生活の仕方を工夫して、ゴミを削減しよう」を共通目標にすることとしました。

　この共通目標が直接的に患者増に結びつく、利益増に結びつくとは考えにくいのですが、

9月

	月 ようび	火 ようび	水 ようび	木 ようび	金 ようび	土 ようび
日付				1	2	3
一般ゴミ				5.0	3.2	2.8
不燃物					0.6	
日付	5	6		8	9	10
一般ゴミ	3.0	1.8		2.0	5.2	3.8
不燃物					0.4	
日付	12	13		15	16	17
一般ゴミ	2.4	3.2		5.4	3.4	2.2
不燃物					0.8	
日付	19	20		22	23	24
一般ゴミ		0.6		3.0		6.6
不燃物						
日付	26	27		29	30	
一般ゴミ	5.6	5.0		3.0	6.2	
不燃物					1.2	

患者さんが家庭において生活者として取り組んでいる環境問題に取り組むことに、クリニックとして価値があると院長は判断しました。

まず3ヵ月間、毎日、スタッフが交代でゴミ捨てをする際にその重さを測定し、その数値を把握し、その5％削減を半年間で取り組む目標として設定しました。5％という数字自体にはさしたる根拠はありませんが、まずやってみようという姿勢です。

目標だけを設定しても実現できませんので、スタッフが事前に整理した事項から、すぐに取り組める行動をリストアップし、院長方針・共通目標とともに模範行動として書き出して、スタッフルームに張りました。

実績については、毎月、月初朝礼で報告しています。5％削減は達成の目途が立ちましたので、マンネリにならないように、次なる共通目標を探しはじめたところです。

院長としては、スタッフは人数ではなく、こうしたことに取り組む力が重要であるという認識を深められたこと、スタッフとしては、達成感を味わうことができ、また次に取り組んでいこうという意欲がわいたことが成果といえます。

院長・スタッフ双方にとって得るものが大きかった事例です。

● Aさんの目標整理事項 ●

①**『紙』→使用量の削減**

＜家庭＞

・メモなどは，不要なプリントや新聞広告の裏などを利用する

・古紙回収があれば利用する

・不要なDMが増えないよう，買い物時にDM不要を申し出る

＜院内＞

・メモは，不要なプリントの裏などを活用する

・コピーは必要枚数をとるようにする

②**『ゴミ』→分別の徹底・排出量の削減**

＜家庭＞

・ゴミ箱を区別する

・リサイクルできるものは，スーパーの回収BOXを利用する（牛乳パック・食品トレーなど）

・買い物時はMy Bagを持参し，包装や袋ゴミを持ち込まない

＜院内＞

・正しく分別する

・外からゴミになるものを持ち込まない（ペットボトル→水筒にするなど）

③**『電気』→使用量の削減**

＜家庭＞

・退室時には必ず消灯する

・冷暖房→こまめにスイッチをON，OFFし，冷えすぎ，暖めすぎに注意する。設定温度を調整する

・待機電力→不要なコンセントは抜くようにする

＜院内＞

・退室時には必ず消灯する

・冷暖房→こまめにスイッチをON，OFFし，冷えすぎ，暖めすぎに注意する。設定温度を調整する

・待機電力→不要なコンセントは抜くようにする

・処置室のテレビ→対象となる患者様不在時には電源を切る

・洗濯機→少量ずつ何度も回さず，適量になったらまとめて洗い，回数を減らす

8 貢献意欲（周囲の役に立ちたい）をクリニックの価値観に！

1 「患者さんの役に立つ」がクリニックの永続発展の基盤

貢献意欲とは「周囲の人たちの役に立とう」という心情です。または「やる気」といってもよいでしょう。

心情は行動を通じて周囲に伝わります。その行動に相手は反応し、喜んだり、感謝してくれます。思うだけではダメで行動が大切なのです。

クリニック経営は、患者さんに喜んでいただくことによって成立します。患者さんが喜んでくれるから、満足してくれるからリピーターとなり、さらに口コミを通じて新たな患者さんを紹介してくれるファンとなります。

「患者さん（周囲）の役に立つ」ことが、クリニック経営永続の基盤となります。活性化した組織は、スタッフの貢献意欲を最大限に引き出しています。スタッフの「貢献意欲」を引き出せるか否かが、クリニック存亡のカギを握っていることとなります。したがって、本人はもとより、院長にはスタッフの貢献意欲を引き出す工夫が求められます。

私たちは、ともすれば相手のことよりも自分のことを優先しがちです。これでは、周囲の人に喜びを与えることはできません。「相手をよくした分だけ、自分がよくなる」という考え方に転換し、これをクリニックの価値観にしていくべきです。

2　スタッフの貢献意欲を引き出す

「周囲の人たちの役に立とう」という貢献意欲は、「周囲の人たちの期待や願い」に応える行動になります。スタッフの貢献意欲を引き出すためには、まずスタッフ一人ひとりに対する院長の期待や願いを明確に伝えることが第1段階です。

一方、スタッフは本人のやりたいこと・やってみたいことがあります。したがって第2段階は、院長が面接などを通して本人のやりたいことを聞いて、院長の期待や願いとのギャップを明確にすることとなります。

これを受けて、第3段階では、双方の歩み寄りをすることとなります。つまり調和です。自分の属する組織であるクリニック（全体）と、自分自身（個）をどのように調和させていくか、これが大変重要です。

一般的な歯科クリニックのスタッフ数は4～6名程度です。この人数であれば、院長が一人ひとりに願いや期待をかけることは十分可能です。「思うように働かない」とイライラするよりも、「こうなってほしい」と明確に伝えて、本人と合意する手間をかけるほうが院長のストレスを減らせます。

9 事例：年頭所感の発表で貢献意欲を引き出す

このクリニックはパートのスタッフも含めて6名の規模です。毎年、新年会で院長はもとよりスタッフ一人ひとりが「年頭所感」を発表してきました。

今までは「家庭では」「職場では」「自己啓発」について、本人が考えて作成していました。今年からこれに加えて、「院長の願い」という項目を増やしました。

そのため、従来は白紙の用紙を渡していましたが、年末に院長が事前に「院長の願い」欄に記入して、一人ひとりに説明しながら手渡し、スタッフはこれを念頭において、「家庭では」「職場では」「自己啓発」について、自分自身の取り組み事項を考える方法に変更しました〔図表8〕。

その成果はこれから徐々に表れてくると信じていますが、「全」と「個」を調和するための小さな一歩を踏み出したところです。

〔図表８〕

2008年　年頭目標設定シート

氏名 ○山○子

院長の願い	●入社２年目なので、とくに業務の基本をマスターすることに集中していただきたい。 ●常に笑顔を絶やさずにいてください。そういう生活を心がけてください。

区分	年頭目標	上期の成果と反省	評価	年間の成果と反省	評価
家庭では	料理をまったくしないので、夕飯のメニューづくりの協力から始め、休みの日には自分で夕食の用意をするように努力する。				
職場	さまざまな業務の中で、レセコンに対する苦手意識が一番強いので、知識を自分のものにできるようにする。				
自己啓発	読書をする時間を多くし、知識を高め、情緒を豊かにする（自分自身の考え方や感じ方の幅を広げる）。				
総合的決意	仕事の時間以外の時間も有意義なものとなるようにする。				

A	B	C	D	E
信念をもって継続し、家庭・職場を改善した	目的を理解し、おおむね継続している	ムラがあるが、実践を心がけている	目的は理解しているが、行動が継続しない	目的を忘れ、ほとんど実践できなかった

第3章

組織活性化と院長のリーダーシップ

1 院長のもつ役割の二面性

クリニック経営における院長の仕事は、歯科医師として歯科医療を提供すること、経営者として永続発展させるべくマネジメントしていくことの二面性があります。

歯科医療を提供することで忙殺されている院長に、さらに経営者としての役割を果たしていただくことは、物理的にも、精神的にも大きな負担ですが、両輪として機能していくことが欠かせません。仮に事務長がいたとしても、それは院長が担うマネジメントの一部分（機能）を担うだけで、経営者の役割を果たすのは常に院長です。

院長の経営者としての役割は、経営と管理の二つの機能です。

経営機能とは、クリニックを取り巻く外部環境の変化（診療報酬改定などの経済的変化、患者さんのデンタルＩＱ向上などの社会的変化、新しい治療法・素材など技術的変化）に対立するのではなく、創造的に対応して（前向きに受け入れて）、クリニックの維持発展をはかることです。

管理機能とは、クリニックの内部において、経営全体（経営計画の策定、ヒューマンウェアとしての人材育成）や個別システム（予約→受付→診療→会計といった一連の業務プロセスとその組み合わせ）を効率的に運営することです。

外部環境変化に適応していく経営戦略も、それに前向きに取り組もうとする人と組織、つまり組織活性化があってはじめて実現されます。そのために、院長には優れた経営目的や経営戦略を構想すると同時に、それを実現するための人材や組織の育成力が求められるのです。

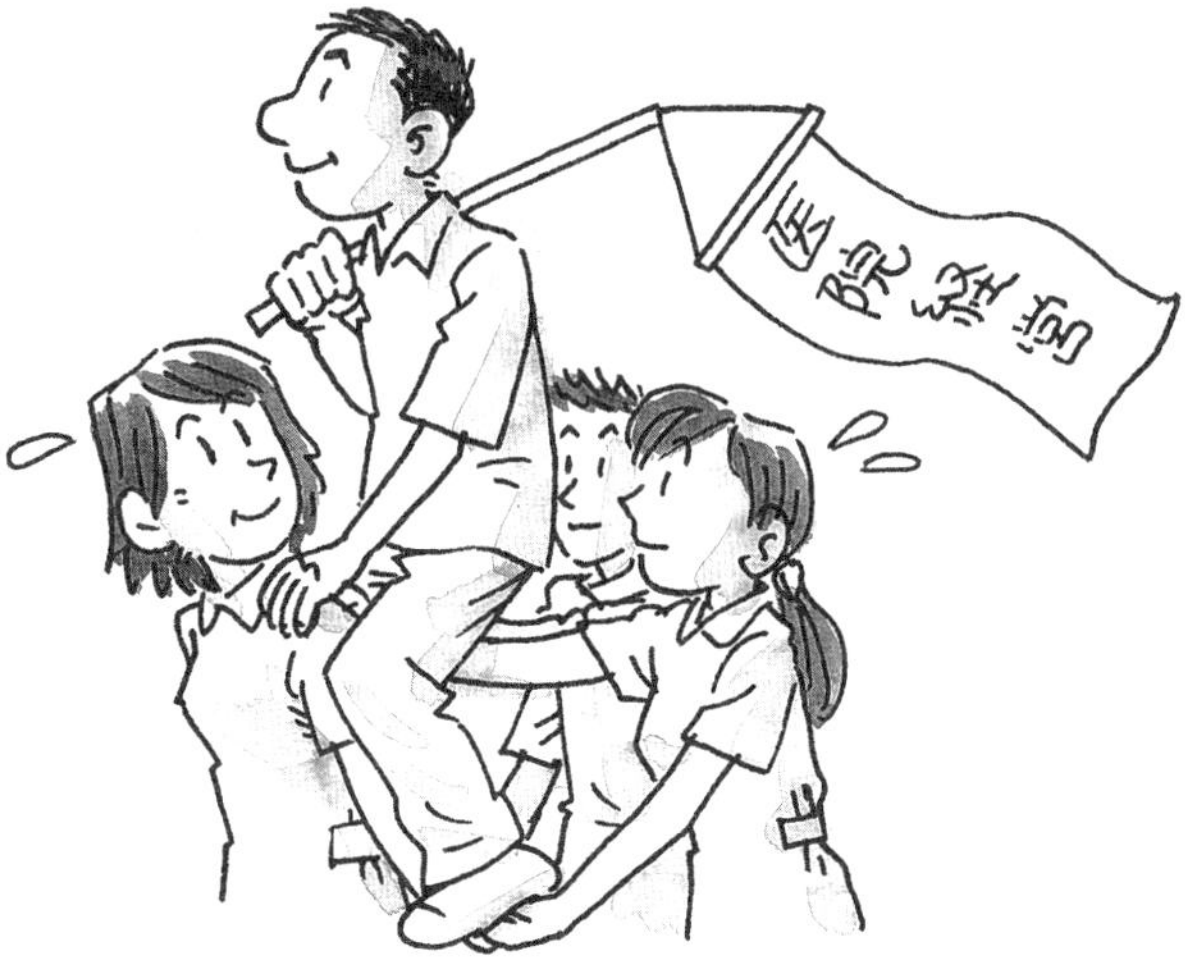

　スタッフがパートやアルバイトだけだとしても、けっして院長１人で歯科クリニック経営を行っているわけではありません。

　これからのクリニック経営では、競合クリニックに対する真の差別化は、モノ（設備・医療機器）やカネ（資本力）ではなく、けっして他人が真似ることのできない院長の〝経営者側面〟とそれを通じたスタッフの〝3つの能力〟――「肉体能力」「人格能力」「職務能力」の開発を通じた組織活性化による差別化です。

2 組織の人間的側面と技術的側面にも配慮を

クリニック経営は、院長・スタッフといった人を中心として、コミュニケーションや組織性格(企業風土)の向上、さらには患者さんや仕入先・外注先(技工所など)に対する信用を高めていく人間的側面と、経営目標達成のために効率を追及する技術的過程を調和させることととらえることができます。

具体的にみると、人間的側面としては経営理念・人材育成・組織性格(企業風土)・患者信用(患者満足度向上)などがあり、技術的側面としては戦略づくり・組織づくり・情報の活用などがあります。

院長は、ともすれば規模が小さいことを理由に、こうした点をないがしろにしがちですが、規模が小さいからこそ環境変化に対応するため、こうした事柄にきめ細かく取り組む必要があります。嵐に吹き飛ばされないよう、足元をしっかりと踏み固めることです。

このプロセスの中で、院長のリーダーシップが発揮されます。リーダーシップをひと言で表現すれば、「両親・家族・患者さん・取引先(仕入先・技工所)などから寄せられる周囲の期待を感得し(受け止めて)、それに応える能力(責任能力)」となります。

3 人が育ち、成果の上がるクリニックづくり

目指すべき最高のクリニックは、そこに参加しているスタッフが、人格的にも職務的にも育つクリニックです。スタッフが育てば、高い患者信用（患者満足度）が築かれて、必ず経営成果を得ることができます。

クリニックの永続発展の基盤は、患者さんから寄せられる歯科医療ならびにその周辺サービスに対する高い患者信用です。

このようなクリニックでは

①院長を含めたスタッフ間で、相互啓発の意識が強く、かつ一体感があり、その上けじめがある。

②したがって、スタッフ間で率直な（本音の）発言があり、

③時には意見の食い違いでギクシャクするが、経営理念の実現に向けて乗り越えて、

④このプロセスを通じて各人の能力が開発され、

⑤結果として、相互の信頼関係を、さらに向上させています。

なお、組織には「３つの企業性格」があり、組織の構成者には「３つの人間性」があり

ます。院長は、自医院のそれぞれのレベルがどこに位置するか、正しく認識することが大事です〔図表9・10〕。

〔図表9〕

3つの人間性

・**創造者**…組織の意思を高め、職場活性化を推進できる人
・**自立者**…組織の中で自己管理ができ、周囲に迷惑をかけない人
・**労働者**…働くことが苦手なので、職場に対する貢献意欲が低く、また自己管理も不十分なので、他のメンバーに迷惑をかけてしまう人

〔図表10〕

3つの企業性格

・**協同的集団**…院長の意思どおりに全スタッフ一体となった職場行動ができる
・**相互的集団**…院長の意思を受けて、なんとか一体感のある職場行動ができる
・**寄生的集団**…1人ひとりが、職場よりも自分を優先したバラバラな行動をする

4 院長・スタッフに求められる人格能力（人間性）とは

組織を活性化して、生き活きとしたクリニックを運営し、患者さんとの高い信頼関係を築く院長・スタッフには、どのような人格能力が求められるのでしょうか。

人間性は目に見えにくいので、行動特性を含めて４つのレベルに分類してみました。

〔協働に適する人〕（自己管理ができ、周りの人を生かすことができる人）

(1)　開拓レベルの人＝周囲によい影響を与える

①自分から周囲の人に積極的に働きかけ、よき人脈とつながっている

②院長・上司の「期待・願い」を受けとめ、自分の目標と組織の目標を統合している

③喜働観（働くことを喜びとする）で働いている

協働に適する人	創造者	(1)　開拓レベルの人
	自立者	(2)　自立レベルの人
協働に適しない人	労働者	(3)　自立準備レベルの人
		(4)　自己中心レベルの人

(2)　自立レベルの人＝自分のことは自分でできる

①相手の話を聞き、自分の考えを伝えるよう努力している
②院長・上司の願いを素直に聞き、それに応えるための努力をしている
③勤労観（自分の役割を正しく理解し、まじめに働く）で働いている

(3)　自立準備レベルの人＝表面協調の行動

〔協働に適しない人〕（周囲に依存、あるいは不満が先行する人）

①挨拶・報告等が大切なことは頭ではわかっているが、習慣化されていない
②「自分は自分、人は人」という考え方に陥りやすい
③労働観（義務で働く）で働いている

(4)　自己中心レベルの人＝自分のワガママがでがち

①わがままが強く、自分勝手な行動をとりやすい。他人との協調が苦手である
②周りの人を責めやすく、批判や非難が得意である
③苦働観（働くことを辛いと感じる）で働いている

クリニック内に対して、患者さんをはじめとする外部に対して、良くも悪くも一番影響力をもつのは院長です。したがって、院長には最低でも自立レベル、活性化したクリニックづくりのためには開拓レベルが求められます。

それには、以下の「生活をする」「仕事をする」ための基準となる8項目を頭での理解

ではなく、行動として徹底的に行うことです。

(1)　健　康……健康な体は、よい働き、幸せな生活を行うためのモト。

実践目標の例＝「毎朝5時に起きて、30分散歩をし、健康な生活を送る」

(2)　食　事……規則正しい食事、栄養のバランスを考えた食事は健康のモト。

実践目標の例＝「健康管理のために、毎日必ず朝食を摂る」

(3)　挨　拶……心を込めて挨拶することは、相手に関心をもち、信頼関係を築くモト。

実践目標の例＝「相手の目を見て、張りのある声でこちらから先に挨拶する」

(4)　約　束……約束を守ることは、自分や周囲の人を幸せにするモト。

実践目標の例＝「時間管理を徹底させるために、5分前行動に取り組む」

(5)　認識即行動……気づいたら直ちに実行することが、成功のモト。

実践目標の例＝「認識即行動を身につけるために、名前を呼ばれた時には、すぐに〝ハイ〟と応え、相手の顔を見る」

(6)　早起き……朝の起き方が、1日の働きを決める。早起きは、よき働きのモト。

実践目標の例＝「十分な睡眠をとるために、夜11時に就寝し、朝5時に起床する」

(7)　計　画……綿密な計画を立て、やり通すことが成功のモト。

実践目標の例＝「毎朝、手帳でその日やることを確認し、計画を立てて1日をスタートする」

(8)　手　紙……手紙は報告に通じる。手紙は信頼を生み出す報告のモト。

実践目標の例＝「両親を安心させるために、月に1回手紙で自分の生活を報告する」

以上のような実践目標を立てて、自ら行動することにより「人格能力」のレベルが向上します。重複しますが、〝4つのレベル〟と〝活性化の3条件〟を〔図表11〕でチェックしてください。スタッフのレベルは、院長のレベルの反映（鏡）であること、組織活性化のカギは院長が握っていることを再確認したいものです。

なお、日本創造経営協会では、KD—Ⅰ調査・KD—Ⅱ調査により、それぞれのレベルを測定・定量化しています（151ページ参照）。

と〈活性化の3条件〉

貢献意欲
①自分が骨を折っても，「みんながよくなれば」という気持ちで環境開発に取り組む ②失敗したときには「原因は自分にある」と考え，失敗を次の機会に活かすことができる ③喜働観（働くことを喜びとする）で働いている
①権利義務の合理的な判断基準で動いている ②相手の立場になって考えることができる ③勤労観（自分の役割を正しく理解し，まじめに働く）で働いている
①損得勘定で動きやすい ②相手が困っているとき，自分に有利になるときには動くが，不利になるときには動かない ③労働観（義務で働く）で働いている
①自分の欲求を中心に行動するので，周囲との摩擦が多い ②依存する気持ちが強いので，うまくいかないと被害者意識をもつ ③苦働観（働くことをつらいと感じている）で働いている

〔図表 11〕

職場を活性化していくために……〈4 つのレベル〉

	コミュニケーション	共通目標
開拓レベル	①自分から周囲の人に積極的に働きかけ，よき人脈とつながっている ②挨拶や報告を通し，職場環境をよくしている	①自分自身の人生哲学（信念）をもっており，自分の属している組織の理念にも共感している ②組織の理念を，自分の言葉でメンバーに伝えることができる ③院長・上司の「願い」に応えている
自立レベル	①相手の話を聞き，自分の考えを伝えるよう努力している ②挨拶・報告・連絡・相談などの重要性を理解している	①自分の判断基準をもっており，組織の理念や考え方を理解している ②組織の目的にそって行動している ③院長・上司の「願い」に応えようと努力している
自立準備レベル	①周囲との対人関係でトラブルを起こすことがたまにある ②挨拶・報告などが大切なことは頭ではわかっているが，行動が習慣化されていない	①自分の価値観がフラつくことがある ②「自分は自分，人は人」という考え方になりやすい ③院長・上司の「願い」と自分のやりたいことがズレてしまっている
自己中心レベル	①周囲の人と協力しようという考えがない ②挨拶や返事も，院長･上司に「こうしなさい」といわれないとできない	①自分の目標達成のためには，家族の犠牲もやむをえない ②自分を守りたい ③院長・上司の「願い」や「期待」には興味がない

5 院長に求められるリーダーシップ〔責任能力〕

1　院長の理念にスタッフを巻き込んでいく

クリニックは、歯科医療を提供して患者さんや地域社会に貢献することによって、経済的な裏づけを得るという経営活動をしていく組織です。

組織とは、共通の目的を実現するために複数の人が集まって協働していく仕組みのことです。したがって、院長はスタッフに対して、理念（クリニックの存在意義）を伝え、そのための施策（患者満足度の向上・接遇・医療の質の向上・事故防止など）にスタッフを巻き込んでいくこととなります。

そのために求められる能力が責任能力です。ここでいう責任能力とは、周囲の人たち（両親・家族・恩師など）の信頼や期待・願いに気づき、それに応えて物事をやり遂げる能力となります。責任能力は、意思決定力と意思疎通力により構成されています。

意思決定力とは、経営者として物事を決めてやり遂げる力です。大切なことは、決め方とやり遂げ方にあります。好き勝手に決めてやっても実を結びません。

両親はもとより、家族・恩師・患者さん・スタッフ・地域社会などに、自分が生かされ

〔図表 12〕 責任能力の具体的な内容

責任能力	意思決定力	社会的適応力	表現力・行動力に富み、組織のなかで能力を十分に発揮することができる
		具体的思考力	現実を正しく判断し、具体的に企画立案してメンバーを導いていく思考力をもっている
		自己実現力	生かされていることを自覚して、人や組織のために尽くす心が強い
	意思疎通力	環境掌握力	明朗な心で、周囲への適切な気配りができ、環境を生かすことができる
		感情制御力	愛情の認識が深いため、心が安定し、周囲への感謝の心と言動を常に心掛けている

ていることを自覚して、その人たちのために尽くす心（自己実現力）が前提となり、そこから長期的・建設的に将来を正しく見きわめ、しかも具体的に計画し、スタッフ一人ひとりの力を引き出して（具体的思考力）、積極的な行動力を発揮（社会的適応力）していく必要があります。

意思疎通力とは、スタッフをはじめとする周囲の人たちと心を通わせ、巻き込んでいく力です。院長の立場を利用して強権を発動しても、スタッフが本来持っている良さを十分に発揮させ、クリニックの目指す方向にもっていくことはできません。

院長自身の両親はもとより、家族・恩師・患者さん・スタッフ・地域社会への深い気づきが前提となり、物事への意識集中や環境対応を通じて環境を掌握（環境掌握力）することです。そして、自分の感情におぼれることなく、相手への思いやりの気持ちをもち、スタッフをはじめとする相手の感情を生かす（感情制御力）ことにより、周囲の人たちと信頼関係を高めていく必要があります。

2　責任能力には4つのレベルがある

責任能力は、そのレベルによって次の4つに区分されます。

院長として、一度、自己分析のためにチェックしてみてください。足らざる点は補うように努力すればいいことです。

(1)　協働律レベル

・周囲の期待を受け止め、自己を律しながら高いリーダーシップを発揮する
・自己の使命を正しく認識し、積極的に対応し、長所を生かし組織を活性化できる

(2)　自働律レベル

・自己の役割や行動に対し高い関心をもち、積極的に行動できる
・高い組織対応力をもつが、周囲の人の気持ちを無視した独善的対応をする

(3)　自律レベル

・自己の役割や行動に対して、指示されれば行動することができる
・自己の感情に左右された行動をとりやすい
・全体認識が不十分なため、自己実現できない
・自己の言動に対して責任がもてる程度の自己管理ができる

(4)　非自律レベル

・消極的・否定的な判断と行動をとりやすい
・自己を正しく律すること（自己管理）ができない
・自信をなくしている
・自分中心に考える

6 リーダーシップのパターン〔意思決定力と意思疎通力〕

1　意思決定力と意思疎通力から見た4タイプ

責任能力は、意思決定力と意思疎通力からなっていますので、それぞれの高低により4タイプに分類することができます。

①創造型【意思決定力・意思疎通力が共に高い】

このタイプは、周囲の期待・願いを理解し、目標を高く掲げ、目標を具体化しながらスタッフとの信頼関係を形成し、コミュニケーションをはかりながら貢献意欲を引き出し、目標実現に取り組む人で、次のような傾向をもっています。

・周囲の行動見本となるような自己管理ができる
・全体的視野と長期的視野から、今何をすべきかを具体的に考えられる
・代わってやらせていただくという代理観に立ち、行動する
・環境変化や周囲の心情、周囲の願いを理解して、使命感をもって行動する
・周囲の愛情を認識し、感情をコントロールし、周囲に対して愛情を持ち接する

②トップダウン型【意思決定力が高く・意思疎通力が低い】

このタイプは、目標を具体化して実現に邁進しようとするが、周囲の願いや期待の理解、またスタッフとのコミュニケーションが不足するため、貢献意欲が引き出せず、押しつけになる人で、次のような傾向をもっています。

・現状を的確に判断し、対応策を立て、それを積極的に実現していく
・周囲の人びとの気持ちがつかみきれず、信頼を失い、反発を受ける
・仕事中心の生活をする

③依存型【意思決定力が低く・意思疎通力が高い】

このタイプは、人間関係を重視し、スタッフの気持ちを大切にしてコミュニケーションをはかるが、周囲の期待や願いの理解が浅く、目標を掲げ具体化しながら実現に邁進することができない人で、次のような傾向をもっています。

・一方的に意見を押しつけることなく、友好的な人間関係をつくる
・消極的な思考が多く、計画が実現しにくい
・適切な判断や指示ができず、他者の意思決定に依存する

④優柔不断型【意思決定力・意思疎通力が共に低い】

このタイプは、消極的・否定的な思考が強く、目標を掲げ具体化することができず、かつ、コミュニケーションがはかれず孤立しがちで、次のような傾向をもっています。

・消極的・悲観的な心理状態になりやすい

・感情的になりやすく、周囲の意見を冷静・的確に聞くことができない
・優柔不断で、周囲の人びとをまとめることができず、業績面でも向上しにくい

2 院長にはトップダウン型が多い

以上のように、意思決定力・意思疎通力の高低によって4つのタイプに分類すると、多くの院長に**トップダウン型【意思決定力が高く・意思疎通力が低い】**の傾向が見受けられます。歯科という自分自身で診察して治療するといった医療という業務の特性もあり、意思決定力は高いことが一般的です。

その一方で、1人の力で対応しようとする姿勢が強くなりがちで、スタッフの意欲を引き出し、その力を借りることが苦手な人が多いようです。「オレは頑張っているのに、スタッフはちっとも働かない」と嘆く院長は、大概がこのタイプといえます。

次のような傾向をおもちでしたら、意思疎通力が低いと判断して差し支えないでしょう。

・神経質で自己中心のため、物事の本質がとらえられない
・雑念が多く、その時その場に神経を傾注できない
・心配性で、物事にこだわり、対応できないことが多い。したがって、考えすぎて、大局を見誤ったり、または無神経に人の心を傷つけてしまう
・情緒不安定でイライラすることが多い

〔図表13〕 リーダーシップのパターン

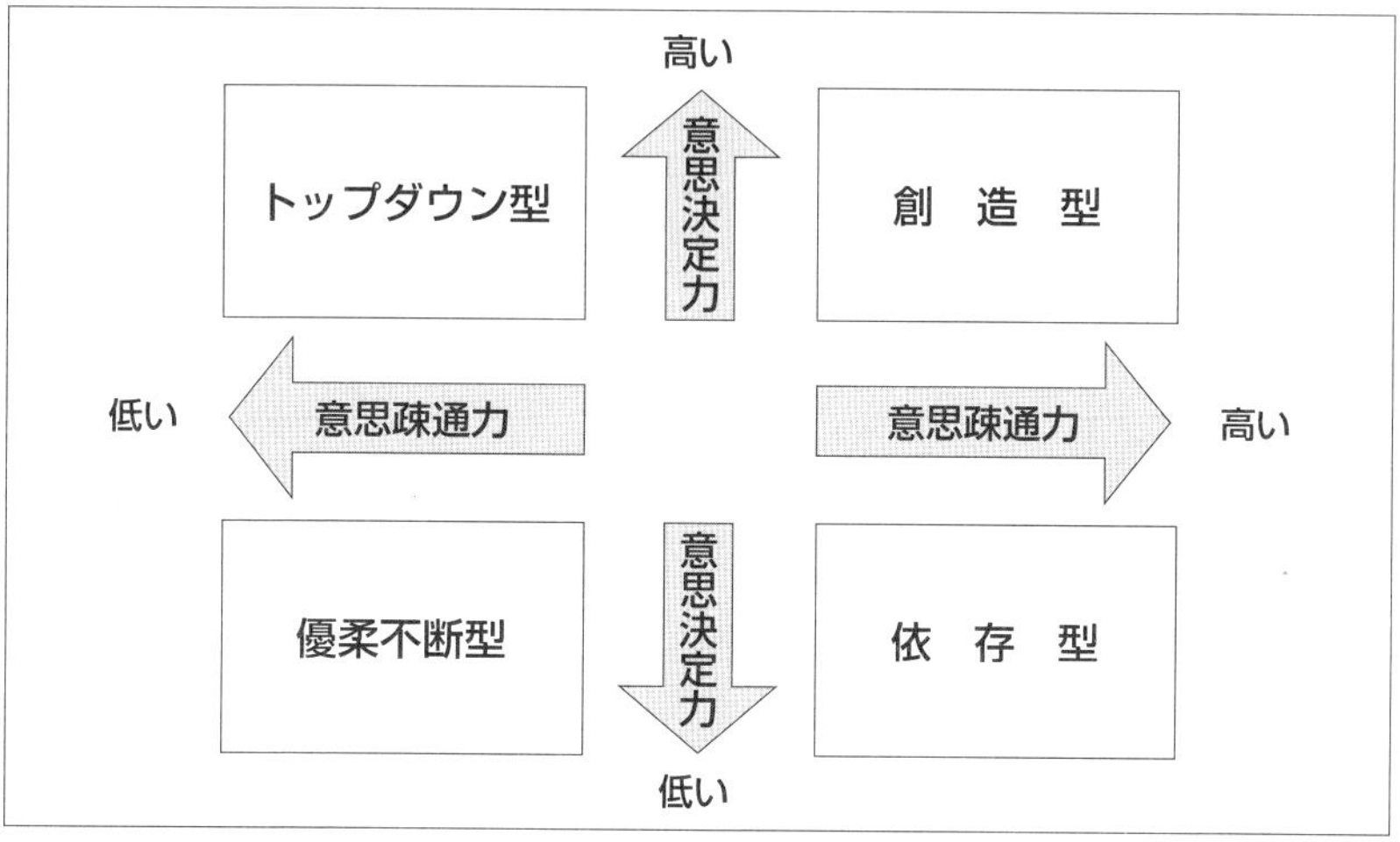

・自己の感情に溺れてしまう
・与えられた愛情を理解できず、欲求不満の心がある。したがって、愛情の認識に欠けているため、気持ちが不安定で動揺しやすく、感情的になってしまう

　クリニックにおける組織活性化は、ともすればスタッフの問題と考えがちですが、院長の人間性・責任能力に負うところが大きいのです。スタッフの良し悪しを論じる前に、自分自身を客観的に見つめるだけの心の大きさが、院長の経営者としての度量の深さといえるでしょう。

　組織活性化のカギは、その組織のトップが握っています。相対的にスタッフ数が少ない、規模の小さな歯科クリニックでは、組織活性化の度合いは院長のリーダーシップにある、院長そのものの反映であるといえます。

7 リーダーシップの基本は「言行一致」

前述のように、院長のリーダーシップの基本は「言行一致の生活行動」と、その言行が本心から発していることについて説明しました。

その院長に求められるリーダーシップの基本は「言行一致」です。リーダーシップを発揮するテクニックは新旧いろいろありますが、そのテクニックは「言行一致」の院長の生活行動があって機能します。

筆者が属する日本創造経営グループでは、経営者や職業人以前に、社会人として求められる「言行一致」の生活行動・仕事の仕方を、基準創造行動として5項目掲げています（詳しくは87ページ参照）。

院長として高い経営理念を持ちながら、周囲の期待を受け止め、周囲の期待に応える創造型が理想的リーダーシップのあり方です。

基準創造行動とは、①気づきと挨拶、②早起きと時間管理、③約束と計画、④報告・連絡・相談、⑤整理・整頓・清掃・清潔の5つをいいます。躾とは、この基準創造行動を実践できるように指導することです。

これらの5項目について、院長自らが到達目標を定めて、職場でも家庭でも実践することがスタッフを活性化する基本です。

少しきつい言葉ですが「嘘つきのいうことを聞く人はいない」ということです。院長は、院内で嘘をつかない仕事の仕方の見本でなければなりません。そうでなければ、スタッフも患者さんもついてこないでしょう。

「言行一致」とは「言うこととすることが同じ」ということですが、院長にはもう一段高いレベルが求められます。それは、院長の言行が本心から発しているということです。そうせずにはいられないという、本心からの言行が求められます。

スタッフも患者さんも「心」を持っています。素直な心に対してメッキははがれやすいものです。言うこととすること、さらには本音を一致させることが、院長に求められるリーダーシップの基本です。

ぜひ、クリニックの経営理念を読み返してください。

そこに書かれていることは院長の本音ですか？　本音に裏づけされていない、単に患者受けする美辞麗句で飾られた理念らしきものを毎朝朝礼で唱和しても、組織が活性化するはずはありません。

8 組織活性化の前提に経営理念がある

1 統率力を示す理念が必要！

すでにご紹介したとおり、組織活性化の3要素は①コミュニケーション、②共通目標、③貢献意欲といわれますが、この前提として院長が掲げる経営理念（経営目的）があります。なぜならば、この3要素の質と量は、この経営理念に制約を受けるからです。

経営理念は、院長がクリニック経営を通じて実現していきたいという事柄ですので、抽象的な表現になります。

「今日、来院する患者さんにどのような治療をするか」ということは具体的で、非常に明確です。つまり、目前の経営課題への対応策は非常に具体的になりますが、5年先、10年先、さらには30年先と、ゴールが遠くになればなるほど抽象的になります。

たとえば「高品質な歯科診療の絶えざる提供により、地域住民の健康増進に寄与する」といった内容です。したがって、経営理念にとって重要なことは、その表現は抽象的ではあるものの、それを実現していこうとする院長の志（本心）、すなわち「本気度」の高さが重要となります。

2　経営理念は「本気度」が問われる

筆者が属する日本創造経営グループでは、クリニックの新規開業支援業務を受託する際に、真っ先に院長に対する質問はこの経営理念です。その回答があいまいな場合、理念という表現を用いずに、開業の動機や経緯、歯科医を志した理由、院長が生まれ育った経過をおうかがいし、いくつかのキーワードを引き出して院長にまとめていただきます。

「面倒くさいから、勝手に考えてくれ」とおっしゃる院長もおられますが、開業準備段階で、院長の本来業務を放棄していることと一緒です。これでは、立地・スタッフ・資金に恵まれても、クリニックの永続は見込めません。

よく勘違いされますが、一般的に、開業動機と経営目的は違います。大学の組織で働くのが苦手だから開業しよう、経済的な安定を得るために開業しよう、自分の自由時間を増やすために開業しよう等々は、あくまでも勤務医から院長として開業する理由であり、開業して実現しようとする内容ではありません。

将来にわたって実現しようとする内容ですから、院長が本心から「そうだ」と思える内容でなければなりません。「思う」くらいでは不十分で、「確信」するくらいの本心でなければなりません。「本心」だからこそ、スタッフや患者さんが共感するのです。

「本心」からそうだと思う経営理念を生み出すには、最近の開業動機だけではなく、なぜ歯科医師を志したのかという、自分自身の生育歴にまでさかのぼる必要があります。

〔図表14〕人生に対する基本的構え

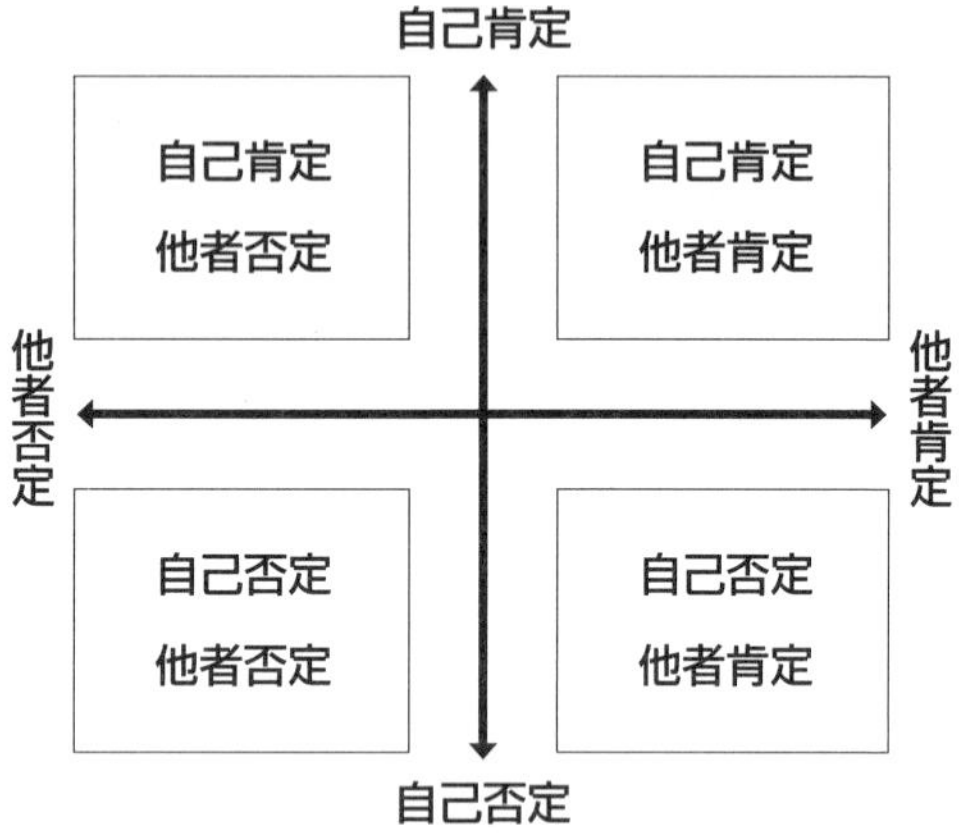

そうはいっても、開業に際しては「想定したとおりに患者さんが集まるだろうか？」「借入金の返済が滞ることがないだろうか」といった目先のことに目が奪われることは、致し方のないことです。ですから、経営理念あるいは本心は、院長中心になりがちです。経営も、スタッフや患者さんへの配慮というより院長中心になりがちです。

院長自身を中心に経営を考えることを「私企業観」といいます。患者さんやスタッフを優先する経営の考え方を「共生・共益」といいます。どの時点で「私企業観」を脱することができるか？——これが永続発展の大きなカギとなります。なお、日本創造経営協会では、KD—Ⅲ調査により、このレベルを測定・定量化しています。

患者さんもスタッフも人間です。個人差はあるものの、相手の本心を見抜くという能力が備わっています。周囲の人たちに見透かされても、まずはゆるぎない経営理念をつくることが院長の統率力であり、組織活性化のスタートです。

9 事例：こうして経営理念を刷新した

ある歯科クリニックの事例ですが、開業してから5年を経過したところで、院長が経営の壁にぶつかりました。

開業以来、院長の想定とは異なり、患者さんが急増し、それに対応すべく診療時間の変更、スタッフの増員を行ないました。当初4名のスタッフでスタートしましたが、8名を越えた頃から、どうもスタッフの動きや接遇に、ほころびが見られるようになりました。院長の目が行き届かなくなって、スタッフそれぞれが、自分の都合を優先して（自己中心的に、あるいはわがままな）業務に取り組むようになってしまったのです。院長も、この間は患者さんに対応することが精一杯で、なぜそのような事態に至ったのか十分に検討できませんでした。

そもそも、開業時点では開業動機が明確でしたが、経営理念は自分のための経営といった内容でした。これを正さなければ、スタッフをまとめることは困難で、放置すれば患者離れにつながることをアドバイスさせていただきましたが、この重要性をご理解いただくのに、約半年が必要でした。

その後、経営理念の刷新に取り組んだのですが、患者数・スタッフ数が院長自身の経営管理能力を超えていましたので、新しい理念をまとめるまでに1年かかりました。やっと「私企業観」から、少しだけ「共生・共益」に近づいた経営理念をまとめることができました。

しかし、ここでもう一つ壁にぶつかりました。院長は、新たにまとめた経営理念を院内に掲示したくないというのです。つまり、院長は本音では、1年かけて経営理念を刷新したものの、新たな経営理念も「本気度」が不十分なので、スタッフには見せられるが、患者さんには見せられないということです。自分自身の、本当の経営理念ではないということです。

現在では、院内に掲示されていますが、そこに至るまでもう1年という歳月が必要でした。毎月1回、2時間程度の時間を用意していただいて、刷新した経営理念の言葉一つひとつについてディスカッションをすすめました。現在では、受付だけではなくチェアサイドにも掲示してあります。

このクリニックでは「患者さんの視点に立つ」ということを理念の中心においています。外部講師を招いて接遇研修を受けたり、接遇マニュアルを作成して、新人研修に活用したりしてきました。したがって、院長にとっては「患者さんの視点に立った接遇」には、相当の自信がありました。

ところが、開業して5年程度経過した頃に、患者さんから投書がありました。その内容は「確かに笑顔や言葉づかいは丁寧だが、言葉の端はしや、ふとした表情に、患者を小ばかにしたところがある」というものでした。

早速、臨時のスタッフミーティングを行ったところ、自分たちの接遇は、この患者さんがいうように表面的であったかもしれないし、多くの患者さんが同じ意見をもっているかもしれない、との結論が出されました。

そこで、なぜ表面的な接遇にとどまり、「患者さんの視点」になりきれないのかについて、ディスカッションしましたが、忙しかったとか、スタッフが不足していたなど、当たり障りのない上っ面な回答ばかり出され、核心をついた本音の原因にはたどり着きませんでした。

根本原因を取り除かなければなりませんので、同じテーマでミーティングを繰り返したところ、3回目でついに一人の中堅スタッフから「院長が患者さんの視点に立っていないから」という発言がありました。院長は診療の効率化を求めるあまり、スタッフから見れば「患者さんの視点を忘れているのではないかという行動が多々見受けられる」「患者さんへの対応が表面的だ、とくにスタッフの意見や相談への対応が表面的だ」とのことでした。それなのに、私たちには「患者さんの視点」を強要していると。

院長は、この発言を聞いたとき、スタッフの勝手な意見だと立腹したようですが、自分からのコミュニケーションが不足していた点については反省したようです。

院長の経営理念は本音から生まれたものと思いますが、スタッフが納得できなかった行動があったことは事実のようです。この事例のように、患者さんやスタッフは院長の「言行一致」、つまり本心と建前を見ているのです。

第4章

組織活性化とは〝当たり前〟のことを〝当たり前〟に行う組織づくり

1 歯科クリニックにも企業性格がある

院長はもとより、スタッフ一人ひとりに性格があるように、人の集合体であるクリニック（組織）にも、それぞれ性格があります。これを「企業性格」と呼びます。スタッフ一人ひとりのコミュニケーション能力と貢献意欲の表れが企業性格です。

後述するKD－I調査（150ページ）を、クリニック全体で実施すると、企業性格を測定することができます。

企業性格は大きく3区分されます。

①協同的集団：院長の意思どおりに、全スタッフ一体となった職場行動ができる

②相互的集団：院長の意思を受けて、なんとか一体感のある職場行動ができる

③寄生的集団：一人ひとりが、職場よりも自分を優先したバラバラな行動をする

患者さんに支持されるクリニックづくりのためには、まず企業性格を②相互的集団のレベルに到達させることです。なぜならば、院長の理念を実現するクリニック経営には、全スタッフ一体となった職場行動が不可欠だからです。職場よりも自分を優先する行動は、患者さんより自分を優先する行動でもあり、患者満足度向上とはまったく逆方向です。

2 企業性格が組織活性化を活発にしたり、沈滞させる

企業性格は、スタッフ一人ひとりの人間性を反映しています。コミュニケーション能力と貢献意欲の視点から、スタッフの人間性を分類すると、大きく3区分されます。

①創造者：組織の意思を高め、職場活性化を推進できる人
②自立者：組織のなかで、自己管理ができ周囲に迷惑をかけない人
③労働者：働くことが苦痛なので、職場に対する貢献意欲が低く、また自己管理も不十分なので、他のメンバーに迷惑をかけてしまう人

歯科クリニックに創造者タイプのスタッフが多ければ多いほど組織が活性化され、逆に労働者タイプのスタッフが多いほど組織の活性化は期待できません。したがって、活性化したクリニックづくりをすすめていくためには、スタッフ一人ひとりの人間性開発がスタートとなります。

前述したように、スタッフの人間性は本人の生育歴からスタートしており、人間性を

開発していくことは、本人の努力はもとより、院長にとっても根気のいる取り組みです。

しかしながら、院長がクリニック経営の永続性を考えた場合には避けて通れないテーマです。

といって、労働者を創造者へと、一気に変えていくのは大変なことですから、まずは労働者を自立者へと、ワンランクアップさせることを考えるべきです。

労働者が自立者に転換する成長ポイントは、社会人として、そして組織人として、「当たり前のことを当たり前に行う」自己管理の徹底です。周囲に良い影響を与える前に、まず周囲に迷惑をかけない自己管理が大切です。

基準創造行動

信頼関係を高める	気づきと挨拶
行動力を高める	早起きと認識即行動
目標を実現する	約束と計画
意思疎通を高める	報告・連絡・相談
生産性を高める	整理・整頓・清掃・清潔

社会人として〝当たり前〟の自己管理について整理した「基準創造行動」（上図）に取り組むことが、スタッフの人間性開発の具体的内容となります。スタッフ一人ひとりが「基準創造行動」の実践を通じて、職場に新鮮な風を送り込む毎日が〝組織活性化〟を後押しします。

3 基準創造行動を徹底させる

基準創造行動は「当たり前の行動」です。あまりに当たり前すぎて拍子抜けしてしまう内容ですが、その一方で、できているようでできていないこともまぎれもない事実です。ですから、この基準創造行動を徹底するだけで、院内の雰囲気はガラッと変わっていきます。

そこで、基準創造行動とはどんなことか？　簡単にご紹介していくことにしましょう。

(1)　信頼関係を高める「気づきと挨拶」

スタッフの一人ひとりに「挨拶していますか？」と尋ねると、１００％「しています」と返事が返ってきます。しかし、本人はしているつもりでも、相手に伝わらない挨拶、してもらうとかえって不愉快になってしまう挨拶もあります。この差は、どこから生まれるのでしょうか。この差は挨拶する人の気づきの高さにより生まれます。

(2)　行動力を高める「早起きと認識即行動」

誰でも「気づいたらすぐに行なう」ことの重要性を、頭では認識しています。しかし、実際の行動に移せる人は少ないものです。その理由は、時間の使い方と1日のスタートの切り方、つまり早起きにあります。自分自身のわがままを、早起きを通じて克服することが「気づいたらすぐに行なう」ポイントです。

(3) 目標を実現する「約束と計画」

目標という自分との約束を実現するために、計画が必要となります。そのためには、日々の生活の中で、目的・目標・方法をよく考えて行動に移す癖をつけることが重要となります。

(4) 意思疎通を高める「報告・連絡・相談」

1人で生活・仕事ができない以上、報告・連絡・相談は、組織にとって大切な潤滑油です。「相手があって自分がいる」という理解ができ、行動に移せれば、報・連・相は活発になりますが、この理解が不十分だと一方通行になりがちです。

(5) 生産性を高める「整理・整頓・清掃・清潔」

一つひとつの行動を高品質にしていくためには、その準備と後始末が欠かせません。モノと心の4S（整理・整頓・清掃・清潔）が生産性向上の要です。

こうした当たり前の行動を、スタッフ一人ひとりの毎日の生活や、職場における行動に取り入れることにより、人間性の開発と職場活性化に結びつけることが大切です。

4 基準創造行動による人間性開発

クリニックにはいろいろな行動をするスタッフがいます。

一つひとつの動きがテキパキとしている人、なんとなくスローな人、物の取り扱いが丁寧な人、粗雑な人、常に笑顔で朗らかな人、時々によって明るかったり暗かったりする人……など、千差万別です。

言い換えれば、どのような環境においても、自分を律する行動ができる人と、できない人、周囲によい影響力を与える行動ができる人と、迷惑をかけてしまう行動をとる人に大別されます。

なぜ、このような違いが生まれるのでしょうか。せっかくの高い知能や豊富な知識や経験も、患者さんをはじめ他のスタッフなど、周囲の人のために行動を通じて活かさなければ価値はありません。したがって、自分自身のために、組織人として生き活きと喜んで業務に励む・行動することが重要です。

職場生活も含め、日常生活における一人ひとりの目に見える言動・働きは、目に見えない心の働きの結果として表れるものです。つまり、目に見える言動・働きには目に見えな

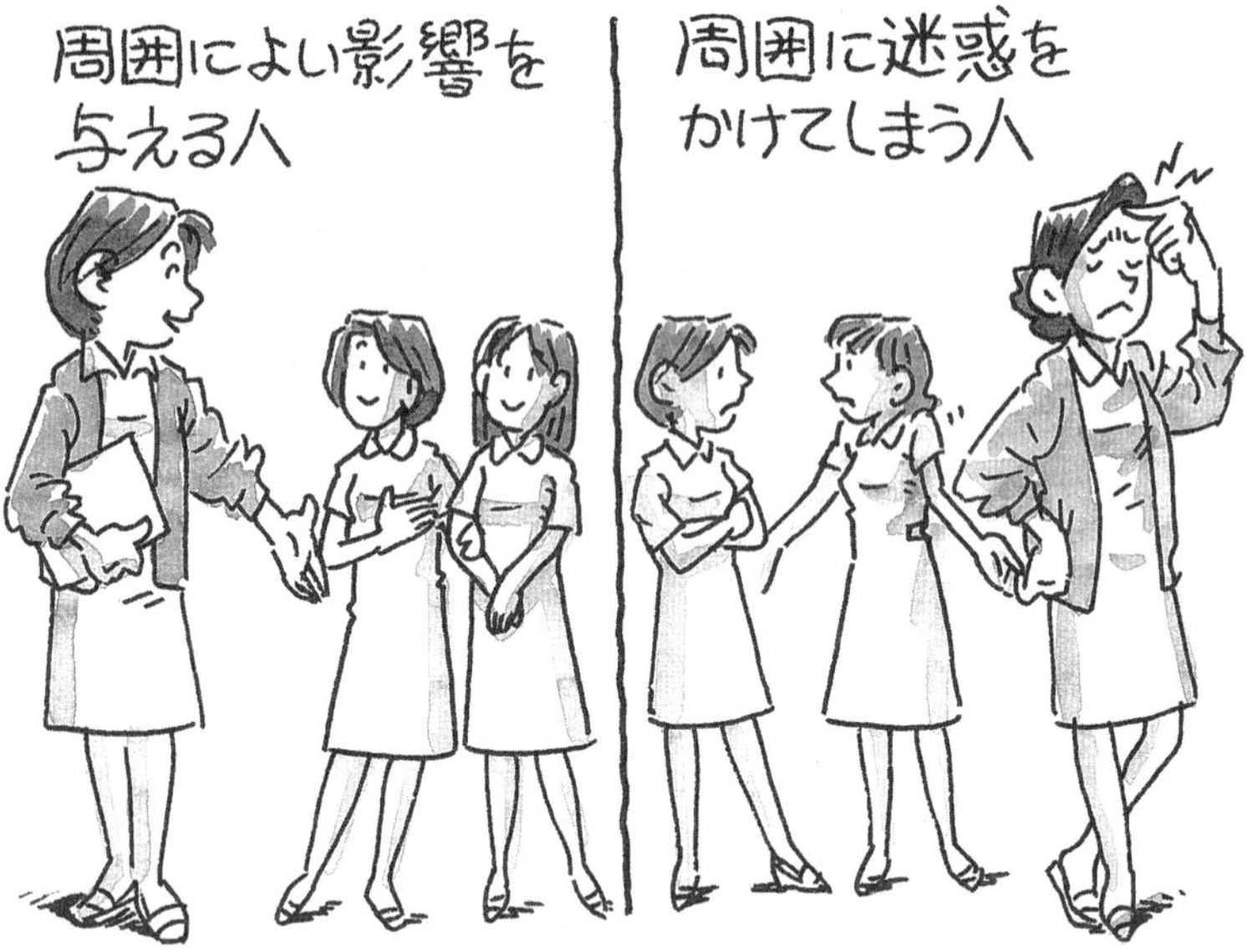
周囲によい影響を
与える人
周囲に迷惑を
かけてしまう人

い原因があるということです。

心の働きは、大きく分けると意識と無意識（潜在意識）に大別されます。日常生活における行動は、無意識（潜在意識）の働きに支配されています。すなわち、言動・働きの多くは無意識に行われていることとなります。

したがって、一人ひとりの職場行動を、クリニックとして統一性をもたせ、相応しくしていくためには、無意識に行っている行動を意識的に行い、習慣化する必要があります。繰り返しますが、自分を律して周囲によい影響を与えるスタッフが揃ったときに、組織活性化の3要素（コミュニケーション・共通目標・貢献意欲）が機能します。

5 基準創造行動の実際①――気づきと挨拶

1 毎日の生活と8種の人間関係

私たちは、職場生活や私生活において、日々いろいろな人たちと関わりをもっています。

一見すると、いろいろな人たちとの関わりですが、整理すると8種の人間関係をもっていることがわかります。さらに、一部分では8種の人間関係と重なりますが、職場生活では6種の利害関係集団（18ページ）に所属する人たちと関わりをもっています。

私たちの日常生活は、この人間関係との関わりなしには成り立ちません。こうした人間関係との関わり方について、私たちがとることのできる選択肢は、できるだけ関わりをもたない方法と、積極的に関わる方法があります。どうせ避けて通れない人間関係であれば、積極的に関わることが素直な選択といえます。

私たちが周囲の人びとに囲まれた状況の中で、自分の力を発揮するために大切なことは、人間は「生かされて生きていく」存在

基準創造行動

信頼関係を高める	気づきと挨拶
行動力を高める	早起きと認識即行動
目標を実現する	約束と計画
意思疎通を高める	報告・連絡・相談
生産性を高める	整理・整頓・清掃・清潔

であるということに気づくことです。自然・物・人（組織）があって、はじめて存在しますし、相手があって、自分の存在価値と働きが生まれてきます。

つまり、相手の価値を認め、自己の存在価値を生み出している人ほど「人間性」が高く、高い働きができます。相手の価値を認識できない人ほど、その人間性は低くなり、相手を無視し、自己の存在価値のみを訴える自己中心的な人となります。こうした人は、最後には、組織・相手との関係において、自己の存在価値をなくしてしまいます。

相手の価値を認め、積極的な人間関係を築いていく具体的な行動が挨拶なのです。

〔図表15〕8種の人間関係

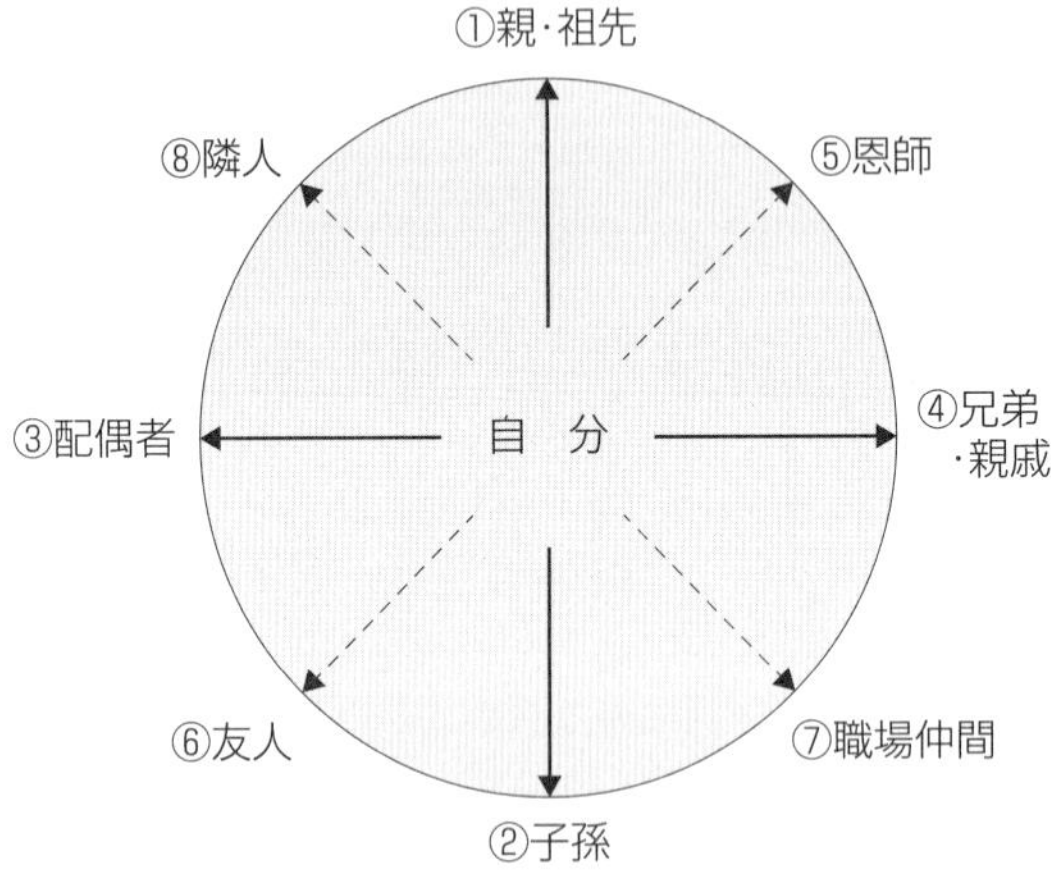

2 挨拶は形と心で

相手に対する関心・無関心の分岐点にあるのが挨拶です。挨拶とは、自己の存在価値を生み出してくれる相手の存在に対して、関心・理解・信頼（感謝）・尊敬を表現する行為です。そして、挨拶は形を通して心をつくり上げていきます。

「挨拶は人の心と心を結ぶ金の鎖である」という西洋の諺があるように、相互に相手を認める挨拶は、相互理解・信頼を形成し、コミュニケーションを活発化させます。したがって、挨拶のある家庭・職場には、信頼に結ばれた人間関係が形成され、意思疎通が生まれて組織活性化に結びつきます。まさに「挨拶は環境を支配する」ということです。

挨拶は日々の生活の中で、①自己の存在基盤を認識し（自己への気づき）、②対象である相手を尊重する行為であり、最終的には③相手の立場になって、相手のニーズに気づき、受容するための行為です。それには、ただ漫然と挨拶すればよいというものではなく、常に自己への気づきと、相手への心配りを持って行なうことが大切です。

挨拶は心の表現ですが、相手に伝えていくためには、目に見える形と耳に聞こえる声が重要です。挨拶は、形と声に次のように心をこめて、丁寧に行うことが大切です。

①「相手があっての自分です」という謙虚な気持ち
②「おかげさまで」という感謝の気持ち
③「相手を重んずる」という信頼と尊敬の気持ち
④「相手の心を受け入れます」という受容の気持ち
⑤相手の立場を思いやる気持ち

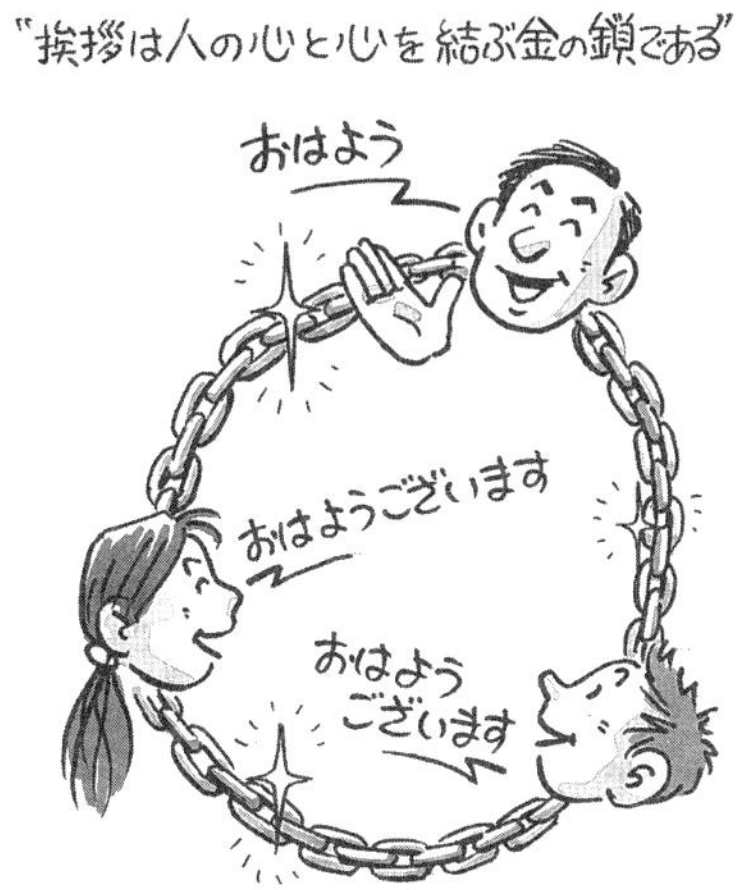
“挨拶は人の心と心を結ぶ金の鎖である”
おはよう
おはようございます
おはよう
ございます

6　事例：クリニックづくりの基本に「挨拶」「感謝」を

このクリニックは、開院して満8年が経過しました。創業以来のスタッフはわずかに1名となり、残りの6名は勤続年数の長いメンバーで3年程度という状況です。

創業時、全スタッフを対象に基準創造行動の基礎教育を行い、クリニックづくりの基本に「挨拶」をおいて取り組んできました。しかし、スタッフの入退職を繰り返すうちに、マナーや患者接遇としての挨拶は定着したものの、人間性向上や組織活性化を念頭においた基準創造行動としての挨拶は忘れ去られてしまいました。

創業10年目の節目を意識していた院長は、その次の10年を見据えて、これを機会に再度基準創造行動に取り組むことを決心しました。

創業後に入社したスタッフには、基準創造行動の研修をしていなかったので、まずは休診日に給料を負担して、半日の「基準創造行動の目的」と「気づきと挨拶」にテーマを絞り込んだ入門研修会を開催しました。

講師はコンサルタントに依頼しましたが、研修の冒頭に院長自ら、当院では基準創造行動を通じて組織を活性化し、業務品質向上に結びつけて、患者満足度を向上させていく旨

お辞儀の種類

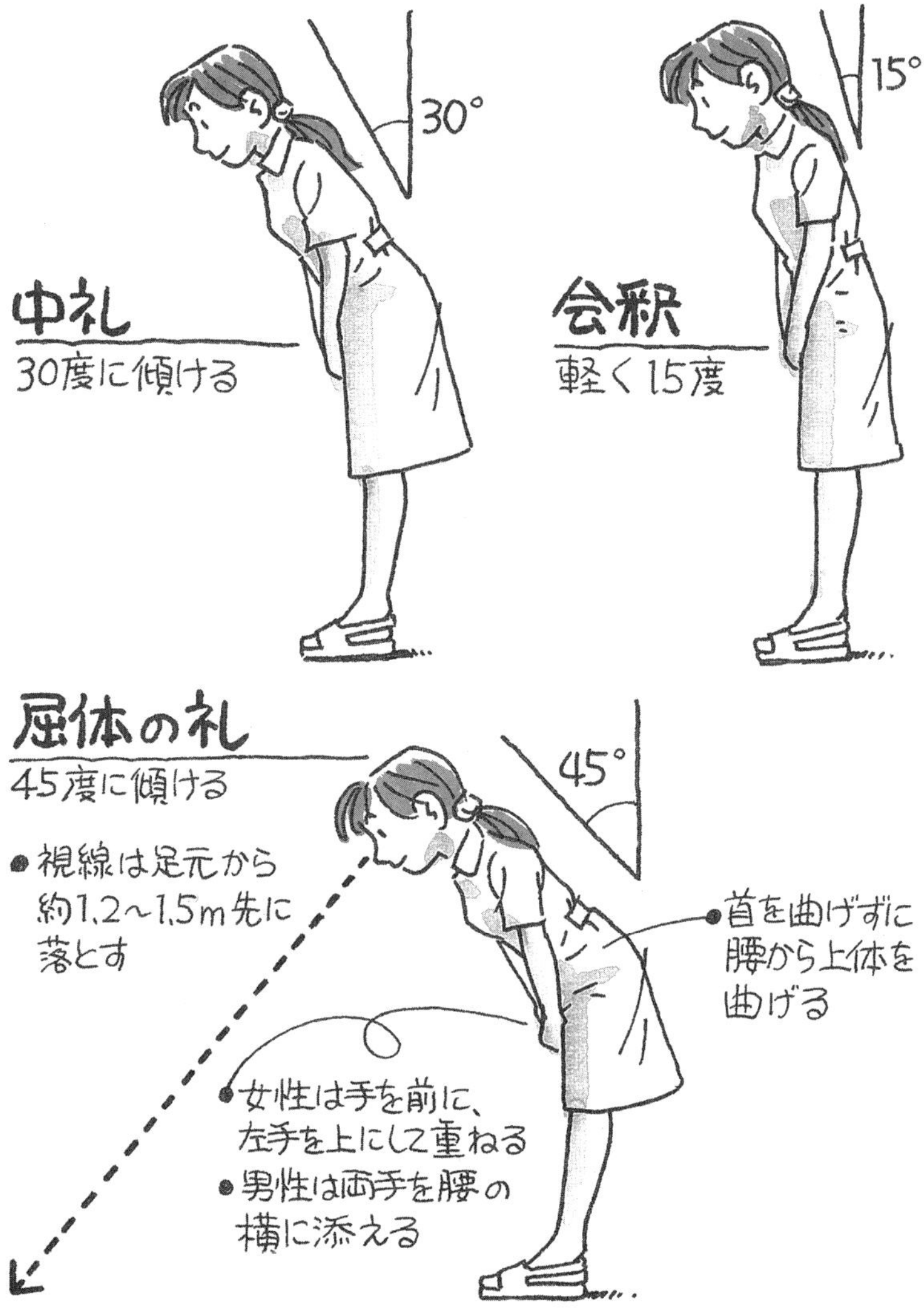
30°
15°
中礼
30度に傾ける
会釈
軽く15度
屈体の礼
45度に傾ける
45°
●視線は足元から
約1.2～1.5m先に
落とす
●首を曲げずに
腰から上体を
曲げる
●女性は手を前に、
左手を上にして重ねる
●男性は両手を腰の
横に添える

の話をしました。

研修を受けた後の日々の取り組みとして、形を徹底することとしました。

具体的には、朝礼の際に全員で、研修で学んだ屈体の礼（丁寧なお辞儀の仕方の一種）のトレーニングを行ってから、司会者が「昨日の感謝する出来事」というテーマで1分間のスピーチを実践しています。また、毎週月曜日には、先週の感謝する出来事というテーマでスピーチしています。

ちなみに、屈体の礼とは丁寧なお辞儀の仕方で、首を曲げずに腰から上体を45度に傾け、視線は足元から約1・2〜1・5メートル先に落とします（女性は手を前に、左手を上にして重ねる。男性は両手を腰の横に添える）。中礼は30度くらいに傾け、会釈では軽く15度くらい傾けます（95ページのイラスト参照）。

朝礼に参加しないパートスタッフは、職場に入る際に屈体の礼を行うこととし、終業時にスタッフルームに用意した出来事ノートに1行レポートとして、今日の感謝する出来事を記入してもらっています。

半ば強制的に感謝する出来事を探すことにより、ほんの小さなことにも感謝する習慣や周囲に関心をもつ気づきが、少しずつ身につきはじめたところです。

7 基準創造行動の実際②――早起きと認識即行動

1 自然に沿った生活が基本！

基準創造行動の〝早起き〟には、「朝早く起きること」と「朝の起き方」の2つの内容を含んでいます。

文明の発達とともに、私たちの生活は大変便利になりました。コンビニやスーパーでも24時間年中無休というお店が増えています。また、インターネットを通じて、いつでも必要な情報を入手したり、提供することができます。電話も携帯電話がすっかり普及しました。こうした便利さのおかげで、私たちの生活は夜型に移行してきているようです。

現在では〝当たり前〟の生活として毎日を過ごしていますが、20年前、30年前は、こうした夜型生活をする社会環境はありませんでした。それどころか人間は有史以来、日の出と日の入りに合わせ、夜はさっと休み、朝は日の出とともに起きるという自然の

基準創造行動

信頼関係を高める	気づきと挨拶
行動力を高める	早起きと認識即行動
目標を実現する	約束と計画
意思疎通を高める	報告・連絡・相談
生産性を高める	整理・整頓・清掃・清潔

リズムに沿った生活を、何百年と続けてきたのです。

こうした自然のリズムに合わせた生活が、人間の本能・生理のあり方にもっとも適応したものであり、こうした生活こそもっとも自然なのです。「朝早く起きること」は、本能・生理を生かした生活（生命活動）により、健康な心身を維持していこうということです。また、早起きを続けることは、自分の意思を高めることにもつながります。

朝の目覚めをよくすることは、気づいたことを直ちに実行すること（認識即行動）につながります。朝の起き方には、いくつかのタイプがあります。目覚めとともにサッとベッドから抜け出す人、目が覚めてもあと10分、あと5分といつまでも抜け出せない人、寝坊をすると「起こしてくれなかったから」と、親の責任にする人などです。人の「ワガママ」が一番現れる場面でしょう。

目が覚めてもグズグズとしてすぐに起きないでいることと、気がついてもすぐやらないということの根っこは、まったく同じことです。「朝の起き方」を問題にするのは、目覚めをよくすることで、生活や仕事をテキパキすすめる行動力を高めていこう、ということです。

内向的で意志の弱い人、目標を立ててもなかなか実践できない人にとって、「早起き」は私にもできるという自信につながります。朝9時から夕方5時までの仕事の仕方は、夕方5時から翌朝9時までの時間の使い方が支えているといえます。

2　時間管理の決め手

現代人の口癖のひとつは「忙しい」です。時間管理に関する出版物も多数あります。私たちは1日を、目覚め→起き→働き→食べ→休息し→睡眠をとる生活を繰り返しています。1日は朝起きに始まるのであり、朝、早起きして早目に出勤するという、自然のリズムに合った生活は時間管理の大前提となります。

1日の時間は誰でも公平に24時間です。途中で止めたり、戻したりすることはできず、また貯めることもできません。このような時間に対して、私たちが主体的に決めることができるのは、朝起きる時刻と夜寝る時刻の2つだけです。

たとえば、出勤時刻はクリニックの診療時間により決まってしまいます。終業時刻も、診療時間で定まっているものの、患者さんの都合で遅くなることもあります。1日の時間の使い方は、この起きる時刻と寝る時刻の2つを除き、他は他人が決めていることになります。

早起きに取り組むためには、睡眠の仕組みを理解することが大切です。睡眠には2つの大きな働きがあります。ひとつは大脳皮質の前頭葉という、考えや意欲行動を支配する機能の疲労回復です。もうひとつは60余種類のホルモンを出し、人間生命の源泉ともいわれる副腎機能の回復です。これらは、睡眠によってしか回復されないところに、睡眠の大切さがあります。

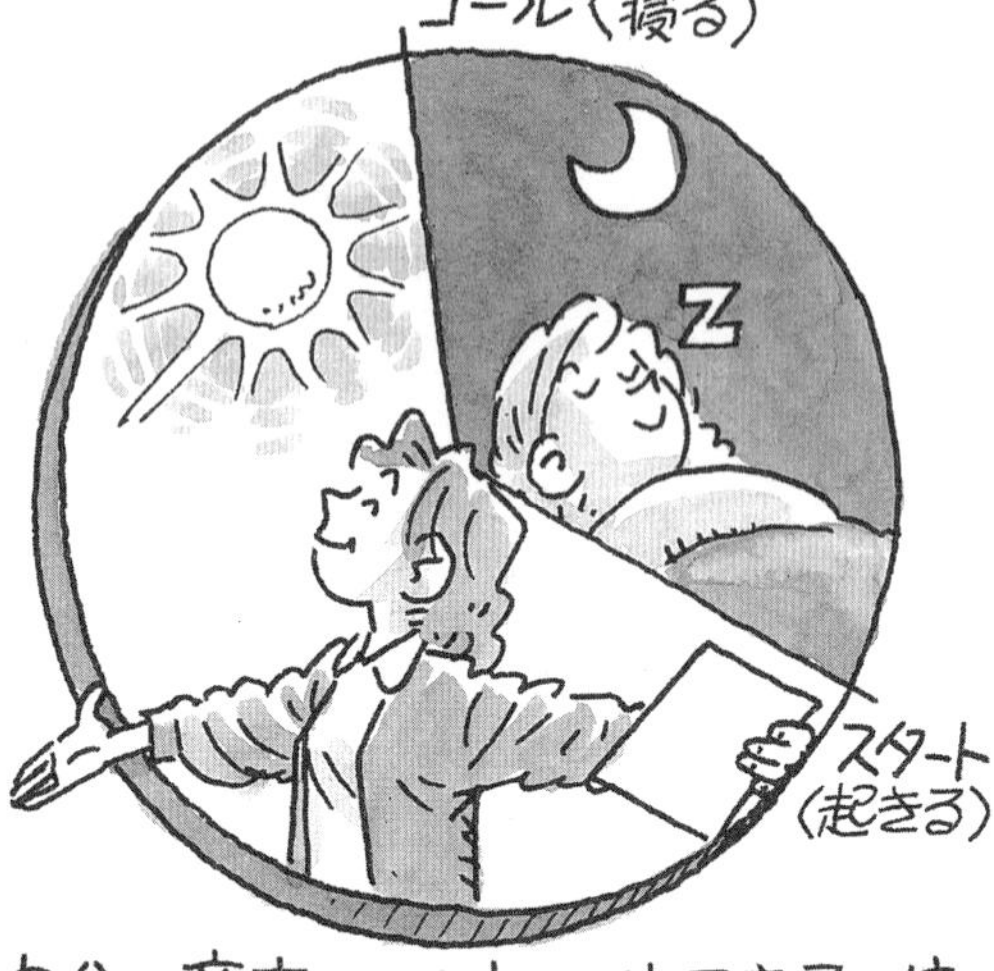

自分の意志でコントロールできるのは起床と就寝の時間

睡眠に関してはいろいろな説がありますが、一般的には長さではなく深さが大切といわれています。睡眠に入ってから2時間経過したときが、もっとも睡眠が深くなる時刻であり、その後、徐々に浅くなります。人間の基礎体温が最低になる午前1～2時に深い睡眠をもってくることが、上手な睡眠のとり方です。

そのためには、遅くとも夜11時には床に入ること。床に入る30分～1時間くらいは、家族でのだんらん、読書、静かな音楽鑑賞などで、心を安静にさせた上で眠りに入ることが大切です。こうすることで、朝4時～6時に起きても元気な1日を送れます。睡眠を工夫することによって、貯めることのできない時間を、活用できる時間に変えることができるのです。

8 事例：早目の出勤でクリニックの組織活性化！

診察開始時刻がすぎて、患者さんがチェアに座ってから院長が駆け込んでくる医院があるようです。当クリニックでは、院長が率先して1時間30分前出勤に取り組んでいます。従来は、診療時刻が終了して患者さんやスタッフが帰ってから、たまった書類や郵便物の整理、患者さんの症例検討などをしていたのですが、この夜型をやめて朝型に切り替えました。朝ですと、診療開始までの時間が限られているので、処理すべきことがテキパキとすすみ、業務の効率化にも結びつきました。

当初、スタッフに説明していなかったのですが、院長の早めの出勤に刺激されて、スタッフの出勤時刻も早くなりました。自主的な行動ですので、早く出勤しても残業手当は支給していませんし、全員に強制してもおりません。スタッフの早めの出勤のおかげで、余裕をもって患者さんを迎えることができ、クリニックの雰囲気も明るくなりました。

基準創造行動の目的の一つに「自分の行動を通じて周囲によい影響を与える」があります。この事例は、院長自ら取り組むことで「上が変われば下が変わる」という改善原則とも相まって、クリニックの組織活性化に結びついています。

9 基準創造行動の実際③――約束と計画

1　人間、1人で生きているのではない

私たちは家庭を基本として、職場・社会など、生活・仕事の場面で種々の人たちと関わりをもって生き、生活しています。自分1人で生きているわけではありません。

約束とは、将来のことについて、相手とともに取り決めを行うことです。したがって、約束を守れば自分も相手も幸せになり、反対に約束を破ればお互いに不幸になります。

約束を守る生活・仕事をしていれば、周囲から信頼を得て、なくてはならない人になります。約束を破ってばかりいると、周囲からあてにされない人になってしまいます。社会は人と人との関わりで成り立っていますので、あてにされない人は、大変さびしく、つらい思いをすることになります。

約束には、四季のめぐりなど大自然との約束、法律や身近なキ

基準創造行動

信頼関係を高める	気づきと挨拶
行動力を高める	早起きと認識即行動
目標を実現する	約束と計画
意思疎通を高める	報告・連絡・相談
生産性を高める	整理・整頓・清掃・清潔

マリでは就業規則など社会的な約束、年頭所感など自分との約束、いつまでに仕上げるといった仕事の約束など、いくつかの種類があります。

また、社会人としての決め事のもっとも大切なものに、「時間を守る」ということがあります。人間の生命は時間という概念で測定されます。したがって、生命を大切にする人は「時間を守る」生活をしています。

計画とは、物事（約束）を達成する（守る）ために、順序や方法などを考え、決定することです。計画をしっかりと立て、それを実践することによって、物事（約束）を達成することができます。

物事をすすめる場合に、事前にあまり考えず、カンと度胸に頼って、「出たとこ勝負」でやっていると、いつまでもその場しのぎになりがちで、長期的な見方・考え方ができなくなり、全体観を身につけることができなくなります。物事を達成するためには、事前の段取り、つまり「計画」が必要です。

今まではどうやってきたのか反省・検討し、これをもとに将来の計画を立て、さらに、時代の変化を先取りし、それらに対応できる計画であれば完璧でしょう。

約束を守る大前提は、いい加減な、守れそうもない約束を安請け合いしないことです。自分としてやるべきものを定めたこと（目標）に対して、前進する生活が人間の成長をもたらすのです。一度、決意したことを守り通すことは、自分の意志の強さを周囲の人に知ってもらうことになり、周囲から信用を得ることになります。

2　ビジネスサイクル「PDCA」を回す

仕事をすすめる上で、ムリ・ムラ・ムダを排除して、効果的にその結果を期待するためには、できるだけ綿密な計画を立ててから実施する必要があります。

そのためには、過去の計画と実績の差異を検討し、これらを将来の計画に生かし、さらに時代の変化を先取りし、それらに対応できる計画を立てることです。つまり「PLAN（計画）→DO（実行）→CHECK（確認）→ACTION（改善）→」のビジネスサイクルを定着させることです。

計画を立てるための手順は、

・WHY／なぜ（目的・理由）
・WHAT／何を（問題は）
・WHO／誰が（担当者）
・WHEN／いつ（いつから・いつまで）
・WHERE／どこ（場所・場面）
・HOW／いかに（方法・手順・手続き）

の5W1Hを具体的に考えて紙に書き出します。

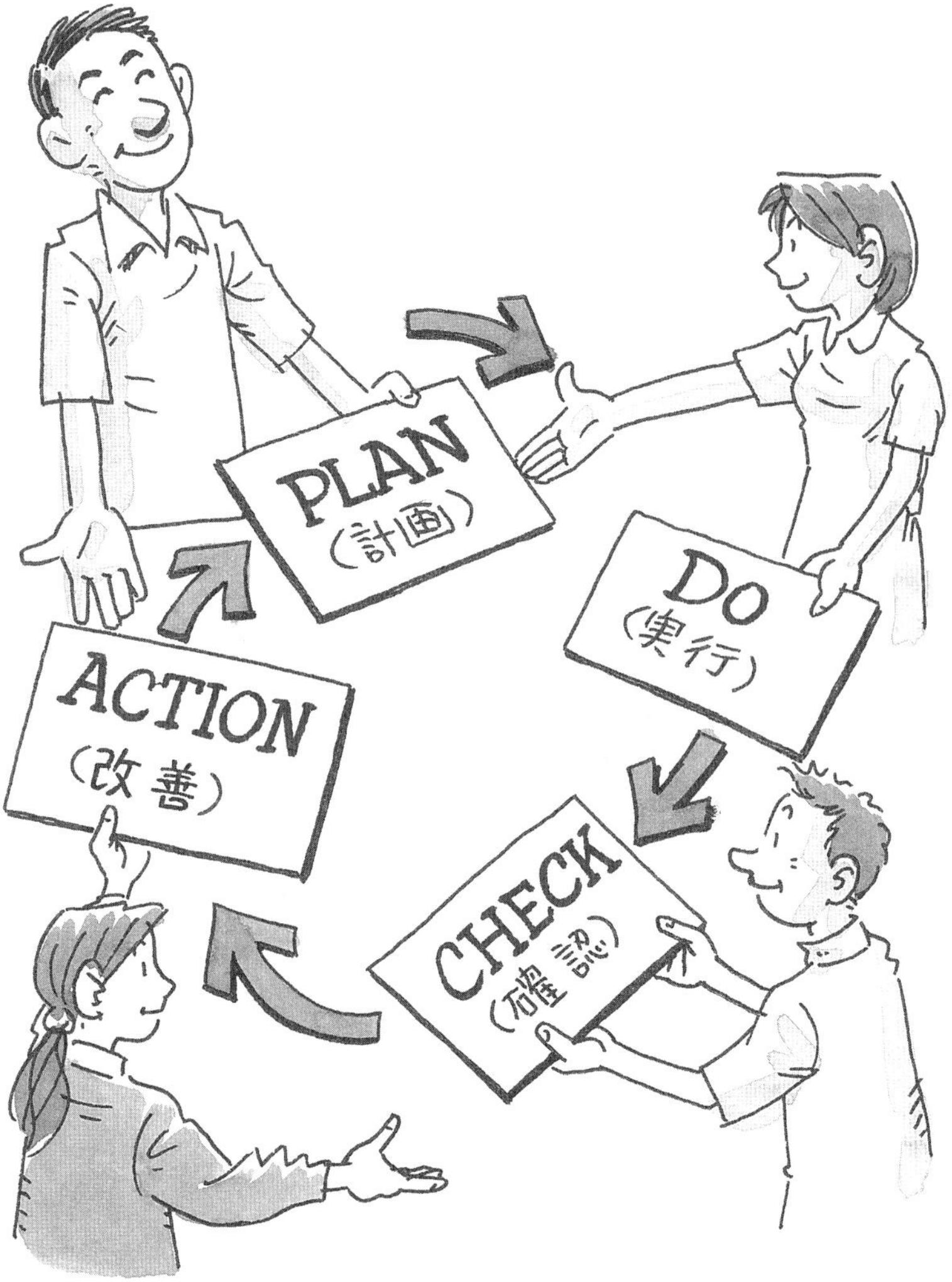
PLAN
（計画）
DO
（実行）
CHECK
（確認）
ACTION
（改善）

10 事例：業務改善シートの導入で計画性と主体性が生まれた

このクリニックの院長は改善好きです。気がついたことがあると、あまりよく考えずに、すぐにスタッフに伝え、みんなで考えて業務改善として回答を持ってくるように指示を出します。

そのこと自体は、クリニック経営にとって悪いことではありませんが、毎日のように言いつけられるスタッフにとっては〝頭痛の種〟です。どうやら、院長にはスタッフに少しの暇な時間をつくらせない魂胆もありそうです。

しかし、院長がそのつど業務の改善指示を出しているため、スタッフには自ら改善しようという意識が芽生えません。芽生えないばかりか、指示されないかぎり、不便であっても改善しようともしません。

そこで、相談を受けた際、業務改善シートの導入を提案しました〔図表16〕。

このシートは一種の計画表で、①テーマ、②内容、③対象、④目的、⑤目標、⑥方法、⑦成果物、⑧開始日・終了日、⑨完了・継続を記載する欄を設けてあります。院長から指示のあった事項を、指示を受けたスタッフが記入していきます。

スタッフが院長から指示されたことを、②内容に記載した上で、まず①テーマ、③対象、④目的、⑤目標を作成します。これを院長に提出して、業務改善として取り組むべき事項なのか、単なる思いつきなのかを判断してもらいます。この５項目を紙に書き出してみると、院長も客観的に課題を見直すことができます。

業務改善事項と判断されると、⑥方法以下を具体化して、毎週月曜日に行っているミニスタッフミーティングで、院長を交えてこのシートにより進捗を管理していきます。

導入成果としては、ビジネスサイクルが定着したこと、これを通じてクリニックの業務改善の成果をスタッフが体験することがあげられます。また、院長の思いつきに付き合わなくて済むことは、スタッフにも好評です。

とくに、スタッフに目的を考える癖がついたことは大きな成果です。従来のように、いわれたことをやるだけでは、常にやらされているという後ろ向きの取り組みになりがちでしたが、「何のためにするのか」という目的を自分で考えるようになると、取り組む姿勢が前向きに変化しました。

その結果、クリニック経営に主体的に取り組むことで、スタッフの生きがい・働きがいを高める大きな方法となりました。

シート

⑥方法（前回からの進捗）	⑥方法（次回までにやること）	⑦成果物	⑧開始日と終了予定日	⑨完了 or 継続
			3月17日→4月21日	
			3月17日→4月21日	
①○○先生による土曜日予防○○の開始受入れ枠0人→10人、②木曜日午後の予防○○受入れ枠10人→15人へ増加			3月17日→4月21日	完了
①ご希望のあった患者様より携帯電話の番号をお伺いする。②順番が近くなり次第、受付が電話をかける。	※繁忙期にこの方法が機能するかどうかは不安がある。また、繁忙期には呼び出し専用の電話機、さらにはスタッフが必要と見込まれる。	《お車でお待ちの方へ》（パンフレット）	4月13日→4月21日	完了
			4月20日→4月28日	

〔図表 16〕

業務改善

	①テーマ（発生型 or 設定型）	②内容 主担当者	③対象	④目的	⑤目標
1	予防○○の確実な予約	○○検診の終了時点に予防○○の予約を入れていただく。	○○検診に見えた患者様	予防○○受診者数の向上	○○検診をされた患者様に当日に 100％予防○○の予約をしてからお帰りいただく。
2	○○検診と予防○○の同時実施	現在は同一の患者様に 14：00 から○○検診、15：00 から予防○○を実施している。これを 14：00 から 15：00 の時間帯で同時に実施する。	○○検診に見えた患者様	①予防○○受診者数の向上、②同一時間実施による待ち時間削減による患者満足度向上、③医師・スタッフの業務効率向上	
3	予防○○の 100％受け入れ	繁忙期では予防○○の申し込みをいただいても○○するまでの待機期間が長く断られることがあるので、待機期間を２週間以内として 100％受け入れる。	予防○○の申し込みをされた患者様	予防○○受診者数の向上	予防○○申込者全員に対し２週間以内に○○を行う
4	携帯電話による患者様の呼び出し	お車や、ビル内でお待ちの患者様に携帯電話を活用して受診の順序の連絡をする。（担当○○）	患者様全員	①待合室の混雑の緩和、②待合室で待ちたくない患者様へのサービス改善	繁忙期でも、待ち時間に対するクレームが減少すること
5		食育パンフレットの活用方法を考える。（担当○○）	患者様全員	①ご家族様に食育の関心を高めていただき、②栄養相談業務の可能性を探る。	

11 基準創造行動の実際④——報告・連絡・相談

1 「通い合う」ということ

私たちの体には「血が通って」いますが、組織にも「血が通って」います。スタッフの誰か1人の名前を呼んでみてください。「ハイ」と明るく元気な返事があるならば、そこには「血が通っている」といえます。

糸電話がよく聞こえるためには、筒の端の紙とそれぞれをつなぐ糸に、適度な緊張が必要です。組織における意思疎通（コミュニケーション）には、まず報告・連絡・相談の仕組みづくりが必要です。そして、この仕組みを上手に運営するために糸電話と同様、情報を伝える側と受け取る側に、適度な緊張感が求められるのです。

報告や相談をしたくなる人と、したくない人があるようですが、情報はよく聞いてくれる人のところに集まります。組織内の信頼関係は、意思疎通（コミュニケーション）の基本です。常日頃か

基準創造行動

信頼関係を高める	気づきと挨拶
行動力を高める	早起きと認識即行動
目標を実現する	約束と計画
意思疎通を高める	報告・連絡・相談
生産性を高める	整理・整頓・清掃・清潔

ら相互の信頼関係を高めておく、それによってタイムリーな価値ある情報が得られ、こうした通い合いを通じて組織活性化がすすむのです。

2　報告・連絡・相談の重要性

歯科クリニック経営では、相対的に少人数な組織なので、報告・連絡に対する関心が薄く、報告・連絡のミスから発生するクレームは意外と多いようです。

しかも、ほんの少しのタイミングのズレによって、大切な患者さんの信頼を失ってしまいます。報告・連絡の不備は、患者さんを失う原因になります。したがって、報告ミス・連絡ミスは徹底的になくしていきたいものです。

ひとつの仕事の完了とは、その経過を報告し、次の指示を受けたときです。しかしながら、一人ひとりが日々の業務に対する新鮮さを失ってしまうと、マンネリ化したルーチン業務となり、この仕事の完了を忘れてしまいます。

区切りのないダラダラとした仕事ぶりが、報告ミス・連絡ミスにつながります。指示された仕事をすすめている最中に、予定外のことが発生して困ってしまったときには、先輩や院長への相談が必要となります。

自分で解決できなくて「困る」のですから、この状態を放置しておいても何の解決にもなりません。すぐに相談しなければなりません。

3　報告と後始末

後始末の悪い人の仕事は、どれもこれも中途半端になってしまうようです。その原因は、ひとつのことを完成しないうちに、次から次へと、いろいろなものに手を出してしまうためです。

これでは、結果として「ケジメのない人だ」ということで、周囲の人から信頼を失い、せっかく持っている能力が十分に活かされないことになります。「仕事が終わったらまず報告」を習慣化すべきです。

おそらく、歯科クリニックで一番多忙な人は院長でしょう。しかし、多忙をそのままにしておいたのでは、やり残した仕事がたまってしまいます。院長の考えを理解し、行動できるスタッフを育成して、任せられる業務はどんどん任せましょう。その際に、任せっぱなしにせずに、報告・相談をしっかりと行います。

報告を受けて新たな指示を与える——これは、人材教育そのものです。スタッフを育成し、院長自身はさらに困難な経営課題に挑戦していく——「報告」とはそのための手続きです。

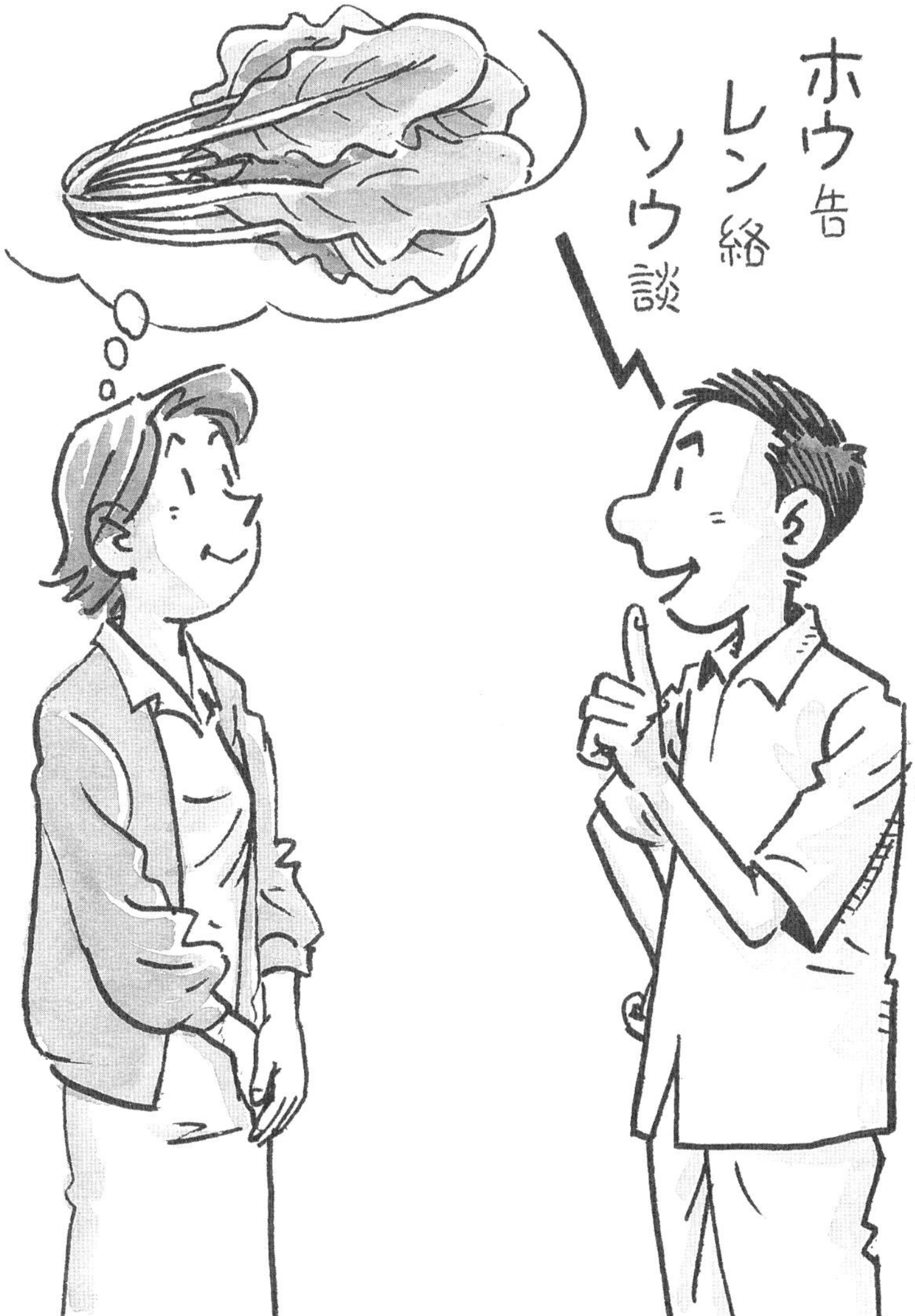
ホウ告
レン絡
ソウ談

12 事例：小さなノートで報・連・相を徹底！

このクリニックでは、正規のスタッフより、パートスタッフが多く、しかもパートスタッフは、週2回午前中だけとか、週3回夕方だけとか、細切れの雇用形態です。

こうした状況下で、院長と正規スタッフとの報告・連絡・相談は業務上、不都合はあまりないのですが、院長・正規スタッフとパートスタッフ間の報告・連絡・相談は、不十分な点が見受けられます。とくに、パートスタッフが相談せずに、独断で業務をすすめることがあり、患者さんから不安を訴える声もありました。

そこで、まず仕組みづくりを行いました。仕組みといっても、最初から複雑なことはできませんし、報告・連絡・相談の仕組みを運用する結果、パートスタッフの業務増（勤務時間増）となり、人件費が増加することも避けたかったので、非常に簡単で成果の上がる仕組みを導入いたしました。

仕組みは大変簡単です。正規スタッフも含めて、全スタッフ分の小さなノートを控え室に用意し、業務終了時に

・患者さんに喜んでいただけたと思うこと

・患者さんとの関わりで困ったこと
・スタッフ間のやり取りで困ったこと

の3点について、最低20文字で記載して退社する仕組みです。

運用ルールは①必ず記入すること。記入する事項が思いつかない場合には、その旨を記入すること、②このノートはスタッフであれば、誰でも自由に閲覧できること、③各人の記載内容について、他のスタッフはけっして批判しないこと、④院長はその日のうちに、必ずコメントを記入すること、⑤院長のコメントは必ず文章にすること（「了解しました」と「はい」「いいえ」のコメントは不可）です。

導入初期ということもあり、院長の負担が多い仕組みですが、報告・連絡・相談が人材育成の基本であることを考えると致し方ないでしょう。

成果としては、院長からすれば、一人ひとりがどのようなことを考えているのかを知ることができ、スタッフからすれば、院長がコメントを返すことにより、自分のことを気にかけてくれているという信頼感に結びついています。

開始したばかりの1週間は、お互いに当たり障りのないことばかりを記入していましたが、継続するにつれて、それでは書くことがなくなってしまうので、本心を記入するようになりました。現在では、患者満足度を高めるための報告・連絡・相談へステップアップする準備をすすめています。

13 基準創造行動の実際⑤――整理・整頓・清掃・清潔

1　モノを大切にする心こそ大事！

整理（せいり）・整頓（せいとん）・清掃（せいそう）・清潔（せいけつ）は、その頭文字がすべてSではじまることから、一般的に4S（ヨンエス）と呼ばれています。さらに〝躾（しつけ）〟を加えて5S（ゴエス）ということもあります。

私どもの創造経営グループでは、本書でご紹介している「基準創造行動」に一人ひとりが取り組むことを躾と考えています。4Sはモノを大切にする心の表れであり、自分を大切にし、周囲の人やモノを大事にする心に通じます。

と同時に重要なことは、自分を見直す時間をもち、「心の整理・整頓」を行うことです。

いつまでも、クヨクヨ・グズグズしていては、いつになっても「心は子どもの状態だ」といえます。心の整理・整頓をすること

基準創造行動

信頼関係を高める	気づきと挨拶
行動力を高める	早起きと認識即行動
目標を実現する	約束と計画
意思疎通を高める	報告・連絡・相談
生産性を高める	整理・整頓・清掃・清潔

で、どこが悪かったのかを反省し、気持ちを切り替え、将来に向けての展望を広げることができます。毎日を新鮮な心と行動でスタートすることができるのです。

2　整理・整頓・清掃・清潔とは……

整理とは、要るもの（必要なもの）と要らないものとを分け、要らないものは処理することで、捨てることが中心です。整理によって、整頓がしやすくなります。

整頓とは、必要なときに必要なものが取り出せるように、完全に、傷つけずに、すぐ出せるように配置することです。

清掃とは、きれいに掃除することです。必要なものや場所を、ゴミや汚れのない状態にすることで、モノを大切に活かして使うことに通じます。

清潔とは、清く汚れがないことです。必要な物や身の回りの物、待合室のいろいろな物、服装（ユニフォーム）を汚れのないように保つことによって、より良い環境をつくり、働く意欲を向上させます。

3　4Sの効果は……

スタッフの行動は、環境によって大きく左右されます。

たとえば、キャビネットに関して4Sができていれば、当然、必要な時に必要なものが

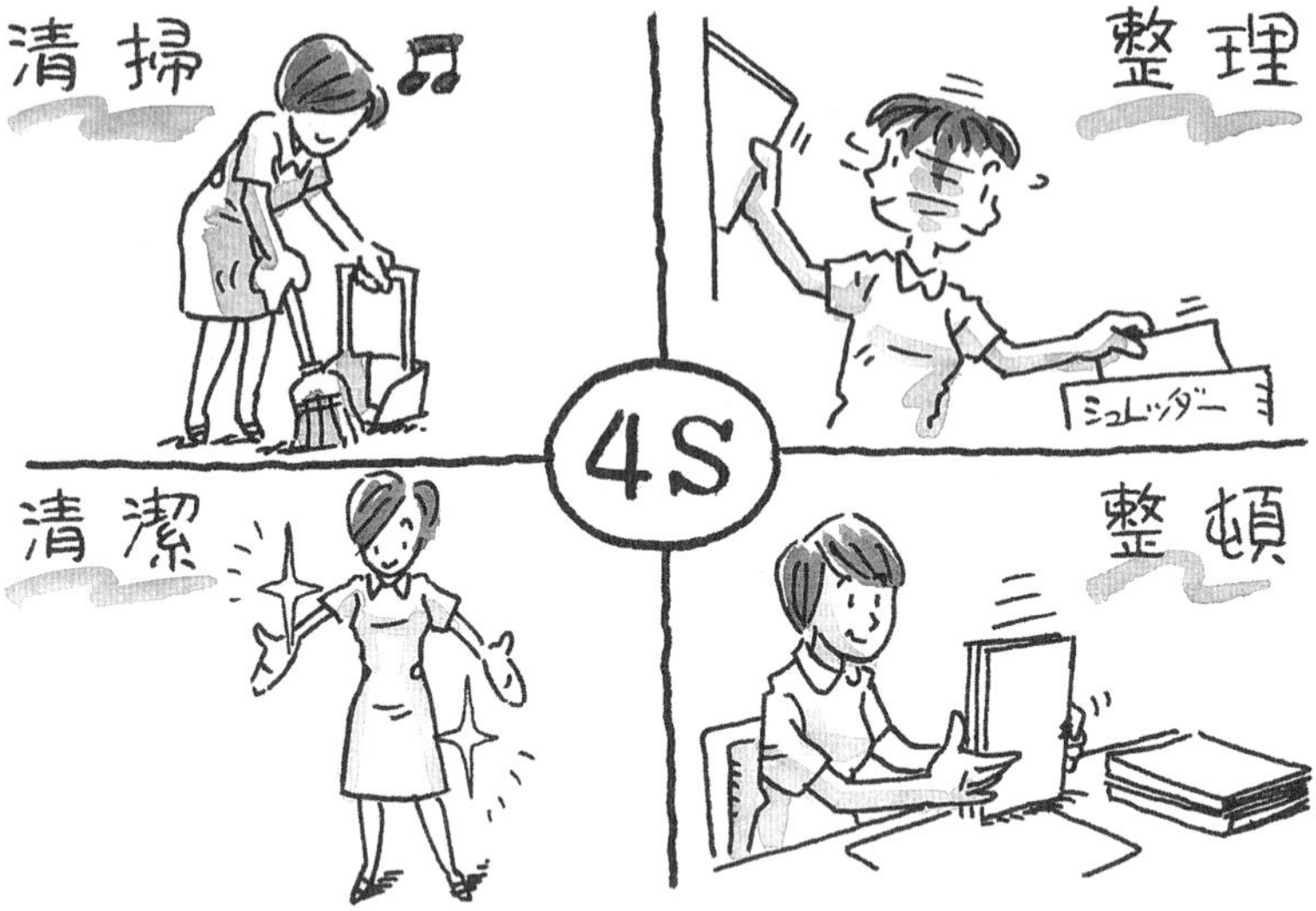

すぐ取り出せ、ムダな動きのない、効率のよい働きができて、生産性を向上させます。

また、時間を有意義に使うためには、4Sの徹底が不可欠です。

たとえば、物に関して4Sができていれば、物を探す時間も労力も少なくて済み、できていない場合より効率的になります。

少々乱暴な計算ですが、スタッフの給与を時給で換算して千円と仮定すると、そのスタッフにかかる人件費はおよそ3倍の3千円となります。したがって、スタッフがモノを探す人件費は10分当たり500円にもなります。探す時間がいかに経営に悪影響を与えているかという一例です。

14 事例：クリニックの清掃と予約表の整理で活性化！

このクリニックでは、基準創造行動の研修を通じて、クリニックの清掃と予約表の整理・整頓に取り組みました。

従来、クリニックの清掃は当番制として、毎朝、診療開始時刻前の8時30分から2名で行っておりました。仕事がしやすい環境を、清掃を通じてつくるという物理的な問題は、これでまったく支障はないのですが、他に弊害が生じてきたのです。

それは、当番制にしたことにより、

①当番以外のスタッフは、清掃に対する意識（とくに心の整理・整頓）が薄くなってしまうこと

②〝清掃の邪魔になってはいけない〟という的外れな考えで、当番以外のスタッフの出勤時刻が遅くなったこと

という2点が、院長の視点に立つと課題でした。

そこで、午後から出勤するパートスタッフもいることから、1日3回、午前の診療開始時・午後の診療開始時、そして終業時に、スタッフ全員で持ち場を決めず実施する方式に

変更しました。

この結果、清掃が当番のスタッフの仕事ではなく、全員が常に気を配る課題であるという認識ができたことと、積極的な行動に変化することとなりました。それにつれて出勤時刻も全体的に早くなり、心の整理・整頓をした上で、余裕をもって患者さんを迎えることができるようになりました。


予約表の整理・整頓では、予約キャンセルの履歴管理を行いました。

従来は、キャンセルの連絡を受けると、機械的に次の予約を受けるということでしたが、キャンセルする事情をお聞きして、当初の予約受付に課題がなかったのか、どのような患者さんのキャンセルが多いかなど、属性ごとに情報を整頓して、予約の取り方の工夫に結びつけることにしました。

また、キャンセルがあった時間帯に、スタッフたちは、その時間に何をしていたかについてデータ取りを行い、キャンセルによる手待ち時間の活用について、検討をすすめるようにしました。

第5章

組織活性化の具体的なすすめ方

1 朝礼を上手に活用して活性化をはかる

1　朝礼を挨拶の場にすることでも……

朝礼は、仕事を始めるきっかけとして〝けじめ〟をつける点で、重要な意味をもっています。クリニックのメンバーは、一人ひとりのおかれている環境が違います。勤務時間以外のプライベートな時間の過ごし方・心の持ち方は各人各様です。

仕事に対する前向きな気持ちで全員が出社するならば、職場も活性化するでしょうが、なかなかそういうわけにもいきません。このような職場で、さっと気分転換をはかり、その日を有意義に過ごせるようなムードをつくるのが朝礼です。

朝礼を実施されているクリニックでは、さっと気分転換がはかれているかどうかを確認してください。

しかしながら、朝から、すっかりメンバーがやる気をなくしてしまう朝礼も見受けられます。

そのためにも、メンバーのレベルに合わせた朝礼の目的を考えます。たとえば、始業時刻ぎりぎりに駆け込むメンバーが多いクリニックでは、まず、始業時刻10分前に全員が出社できることを目的にします。

この朝礼では、全員が集まることが目的ですから、内容に凝る必要はなく、全員揃って元気よく「おはようございます」と挨拶すれば、朝礼は終了です。朝礼というと、院長の話があって、業務連絡があって、さらにあれもこれもとなりがちですが、メンバーの質（クリニックの質）に相応しい内容・時間ですすめることが大切です。

「朝の貴重な時間に朝礼は無意味だ」「けじめだけならやらないほうがよい」「院長が1人で話してばっかりいる」……など、やりたくない理由は、山ほどスタッフから出てきます。それは、やり方（内容）がメンバーの質に合っていないためで、やり方の工夫で乗り越えられる問題です。

2　朝礼の3段階で考える

朝礼は①けじめをつける、②情報を共有化する、③人材育成の場として活用するの3段階があります。

①けじめをつける段階では、始業時刻前に全員が集合したら、院長が朝の挨拶をして終了します。経営理念があれば、これを一緒に唱和する程度の内容となります。

②情報を共有化する段階では、院長からのメッセージを短く伝えます。短くがポイントです。院長が朝礼を私物化してはいけません。もし、しっかりとした話をするならば、

毎週月曜日とか、月初とか日を特定します。

③人材育成の場として活用する段階では、院長は参加するものの、運営自体をスタッフに任せます。内容・司会・役割分担などをスタッフが考えて、スタッフの成長を通じて組織を活性化する段階です。

大切なことは、この3段階をしっかりと経て取り組むということです。いきなり人材育成型の朝礼をしても成果は得られません。

クリニックで朝礼を導入しようとした際に、問題となるのは朝礼時間を勤務時間に含めるかどうかです。勤務時間はあくまでも患者さんにサービスを提供する時間であると考えると、朝礼はユニフォームに着替えたり、掃除と同様に患者さんにサービスを提供する準備と位置づけられます。これを基準に、院長ご自身に判断いただくこととなります。

また、午前・午後でパートスタッフが違うので、朝礼だけやってもしようがないというお話もうかがいます。そうであれば、昼礼もやればよいだけです。午後の診療が始まる前に、院長を含めたスタッフ全員が集まり、挨拶をしてスタートするのです。院長ご自身がやる気になれば方法はいくらでもあります。

ある製造業の事例ですが、工場の都合でパート社員の出勤時間が午前8時・8時30分・9時と3タイプの会社で、毎日3回、社長が参加して朝礼を実施しています。朝礼の重要性を理解しているからこそできることです。

2 職場ミーティングで活性化をはかっていく

1　まず集まって話し合う場をつくること

活性化しているクリニックは、メンバー間のコミュニケーションがよく、一人ひとりの意欲も高く、技術の高いメンバーが多いという傾向をもっています。言い換えると一体感があって、協力し合う関係があり、打てば響くメンバーが多いということです。

実際には、この逆のケースが多いようです。表面的には仲良くうまくいっているように見えても、「言われたことを、言われたとおりにしかしていない」「他のメンバーの仕事には無関心」「自分の仕事に対する責任感も低い」という状況です。これでは活性化したクリニックとはいえません。一体感をもち、協力し合う関係づくりを通して、組織を活性化する場が職場ミーティングです。

職場ミーティングで大切なことは、まず集まって話ができる職場をつくることです。必要であれば、相手にとっていやなことでも話し、言われた本人はそれを素直に認めて、言ってくれた相手に感謝する――このようなメンバー間のコミュニケーションに根ざした信頼関係が組織を活性化します。

集まって話をすることが大切なので、全員参加を基本とします。したがって、昼休みの時間を活用することが一般的です。出勤日ではないパートにも、この場に参加していただきます。毎月1回、45分から1時間程度の時間で十分です。状況によりパートであれば時給を、スタッフであれば時間外手当を支給する必要があります。

クリニックとしては、このような経済的な負担をしてまで開催するのですから、ミーティングのテーマ・内容が肝心です。将来的には、後ほどご紹介する業務改善のためのHQM活動（130ページ参照）に展開していきますが、そのスタートはとにかくメンバー間で話をさせることです。

メンバー間で話をする機会のない職場では、いわゆる「ひそひそ話」といったインフォーマルなコミュニケーションになりがちです。建設的で前向きなひそひそ話などは、あまり聞いたことがありません。したがって、仕事をする環境をよりよくするためにはどうしたらよいかというテーマが相応しいでしょう。

2　院長が参加するかどうかは状況しだい

院長が参加すべきかどうかは、状況に応じて判断することとなります。もちろん、ゴールは院長がいようがいまいが、同じ状態を目指します。その代わり、議事録とまではいわ

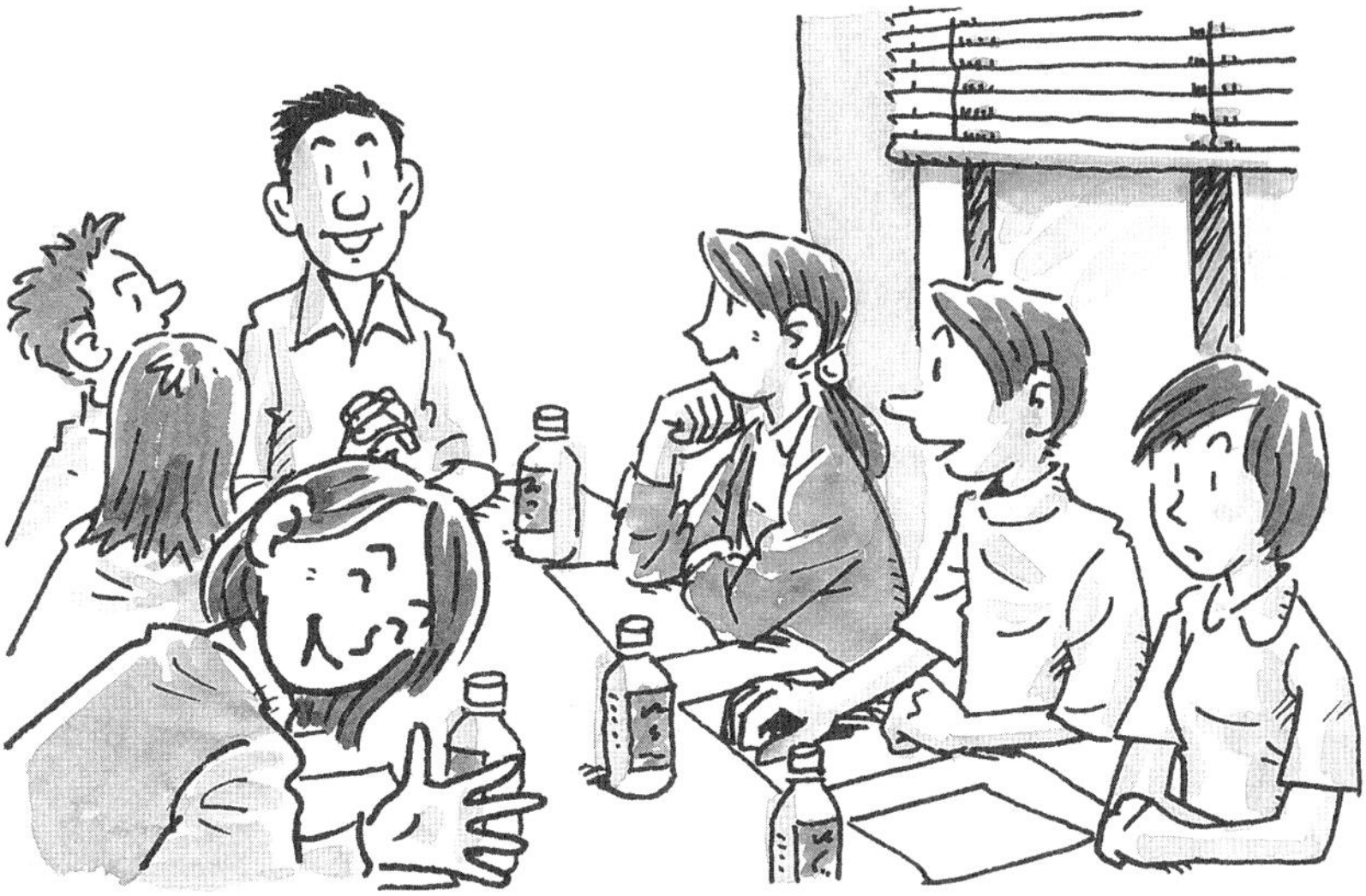

ないものの、簡単なメモでよいので記録をさせ、院長に報告させます。

仕事をする環境をよくしようというテーマでミーティングを行うと、しばらくの間は、あれがない・これがない、だからダメなんだとか、あれが欲しい・これが欲しいという話が必ず出てきます。院長からすれば面白くない話ですが、どうもこの段階が必要なようです。さんざん言わせておいて、それができない状況ではどうしたらいいかを考えてほしいと、テーマをレベルアップさせます。

そのためにも、最初の3ヵ月程度で、お互いに忌憚なく話ができる関係をつくり、次の3ヵ月程度で、クリニックの環境づくりに関心を持たせ、その後、ＨＱＭ活動に結びつける程度のスピードですすめます。

3 経営計画合宿——院長の基本方針書でディスカッション

合宿というと「泊まるのか？」と思われますが、別に泊まる必要はありません（もちろん、宿泊していただいてもかまいませんが）。

最低、1年に1回程度は、院長の方針をしっかり伝え、それを受けてスタッフがどのような姿勢で、どのような行動でクリニックと関わりをもっていくかをじっくりと考える場を持つということです。

事業年度に合わせて、個人事業であれば1月に、医療法人であれば事業年度の最初の月に開催します。

事例でご紹介しましょう。

このクリニック（正規スタッフ4名、パート1名、医療法人）では、毎年4月の第1日曜日に午前10時から午後4時までの時間をかけて、日帰り（？）の経営計画合宿を、地元のホテルで行っています。

院長は3月の中旬ごろまでに、翌事業年度の「基本方針書」を作成します。その内容は重点方針とそれを具体化した「患者サービス」「サービス提供体制」「新サービス開発」などの施策です。事前に、この基本方針書をスタッフに配布しておき、合宿の当日に1時間ほどかけて説明します。

その後、2時間は診療部・事務部に分かれて、その重点方針・施策について、部門として・個人として、どのように関わりをもっていくのかをディスカッションし、模造紙を利用したワークシートにまとめます。

そのワークシートには、そのために自分（部門・本人）が何を勉強しなければならないかを必ず記入していただきます。たとえば、クリニックが活性化しなかったり、マンネリ化する原因のひとつに、勉強しないことがあるからです。ワークシートが完成したら、スタッフが見られる場所に張り出して1時間ほどかけて、発表と質疑応答を行い、それを受けてワークシートを修正します。

院長を含めた参加者が合意したところで、ミーティングはお開きとなり、食事会になります。当日のワークシートは、後日データ化して○○年経営計画書という表紙をつけて一人ひとりに配布します。

余談ですが、このクリニックでは、就業規則に毎年4月第1日曜日は経営計画合宿で出勤日である旨を明記してあります。

4 小集団活動（ＨＱＭ）で活性化をはかる

業務改善というと、一般的には「ＱＣ（Quality Control）」や「ＴＱＣ（Total Quality Control）」という言葉が思いつきます。これらは、小集団活動による品質管理を中心とした業務改善活動です。「ＨＱＭ」はHumanistic Quality Managementの略で、人間性向上をベースにおいた経営体質の高度化運動として、筆者が在籍するグループの日本創造経営協会が提唱しているもので、この活動の一部にＱＣやＴＱＣの小集団活動があります。

ＨＱＭ活動のねらいは次の５つです。

①**人間性の向上**……相手の立場を考えることができる。自らの仕事に生きがい・働きがい、さらには使命感を見出せる。

②**業務品質保証**……提供する歯科医療、周辺サービスが一定の質を保てるようにする。

③**事実に学ぶ**……起きている事実を客観的にとらえて、その事実を通して学ぶ姿勢。

④**地域社会への貢献**……患者さん、広くは地域の人たちの立場に立って物事を考えるマーケットインの思想。

⑤**働きがいと医院目的との統合**……全員で業務改善にあたり、自分たちの働きがいと患

〔図表17〕　経営に必要な4つの品質

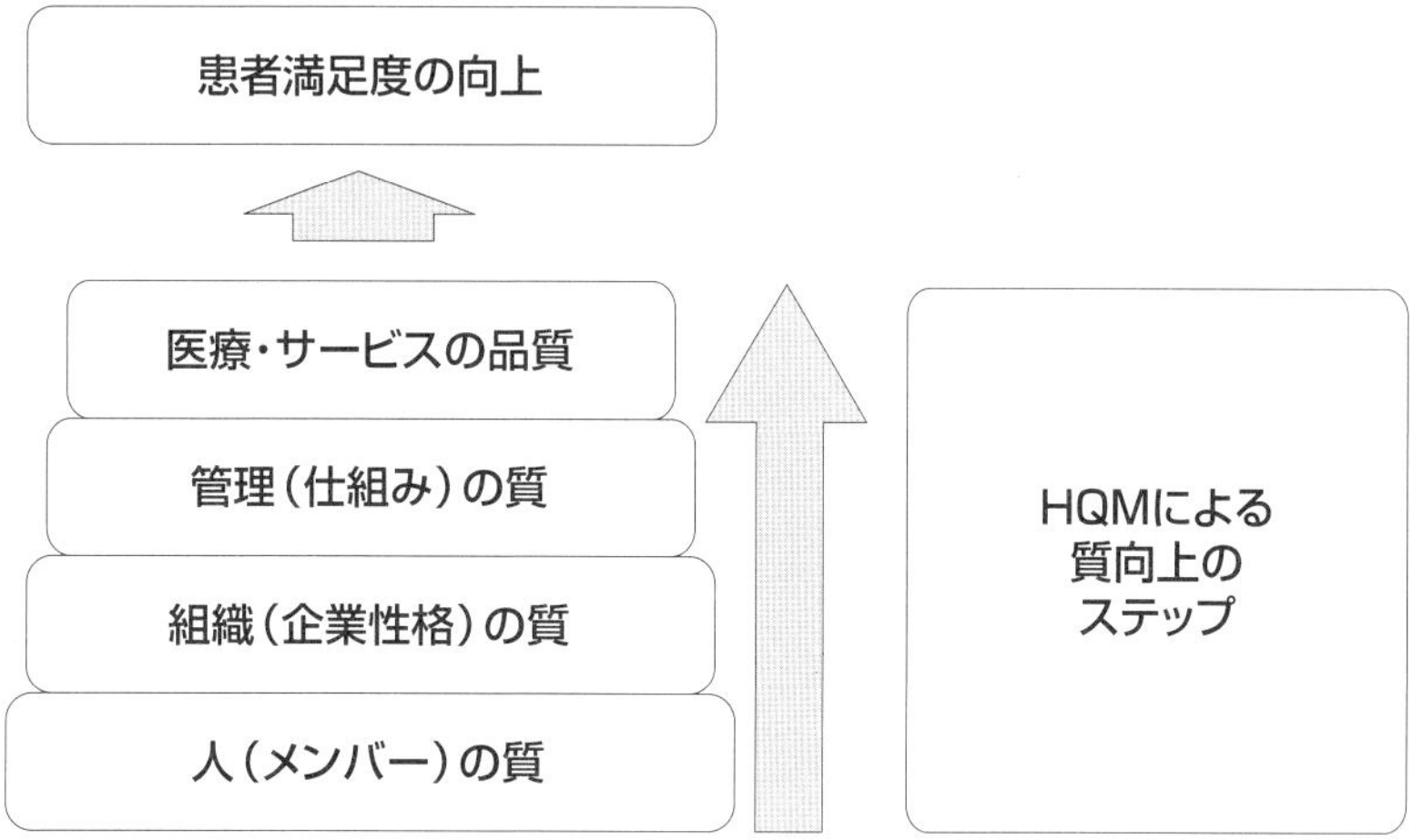

者満足と医院の成長を一つにする。

ＨＱＭ活動のプロセスは次の５つです。

・第１ステップ《現状の客観化》

経営力の現状分析

・第２ステップ《改善の基礎固め》

基準創造行動の展開

・第３ステップ《改善運動と改善組織》

場の設定

・第４ステップ《全員参加の体制》

ＨＱＭサークル活動（小集団活動）

・第５ステップ《教育体系》

活動の定着と体系化

プロセスを一見すると、取り組みが大変そうですが、前記の５つのねらいは欠かせません。なぜならば、これらが患者満足を高めることにつながり、結果として競合医院に対する真の差別化の内容となるからです。

5 小規模なクリニックにおけるＨＱＭ活動を展開するには……

1 自分から積極的に関わるから活性化する

世の中が大変便利になり、欲しいものはほぼお金さえ払えば手に入るようになりました。しかし、活性化されたクリニックというのは、デパートでも販売されていません。活性化された組織は与えられるものではなく、つくり込んでいくものです。問題はつくり込み方です。つくり込み方は、院長主導・スタッフ主導の両極端となりますが、実際にはこの舵取りが大切です。

院長主導では、スタッフはやらされているという姿勢になります。スタッフ主導では、どこにたどり着くかが心配です。

ＨＱＭ（Humanistic Quality Management）は、院長がその思想とポイントを抑えながら、スタッフの自主性を生かして業務改善をすすめ、合わせて職場の活性化をはかる仕組みです。言い換えると仕事の仕組みをつくりながら、生き活きと仕事に取り組むスタッフを育てる活動です。

〔ＨＱＭの思想〕

①人間性の向上（生き活きと働く人づくり、職場づくり）
②品質保証（診療、周辺サービスの質を維持、向上させる）
③事実に学ぶ（机上の理屈ではなく事実を見つめる）

〔図表 18〕　　　HQM 活動による業務改善のステップ

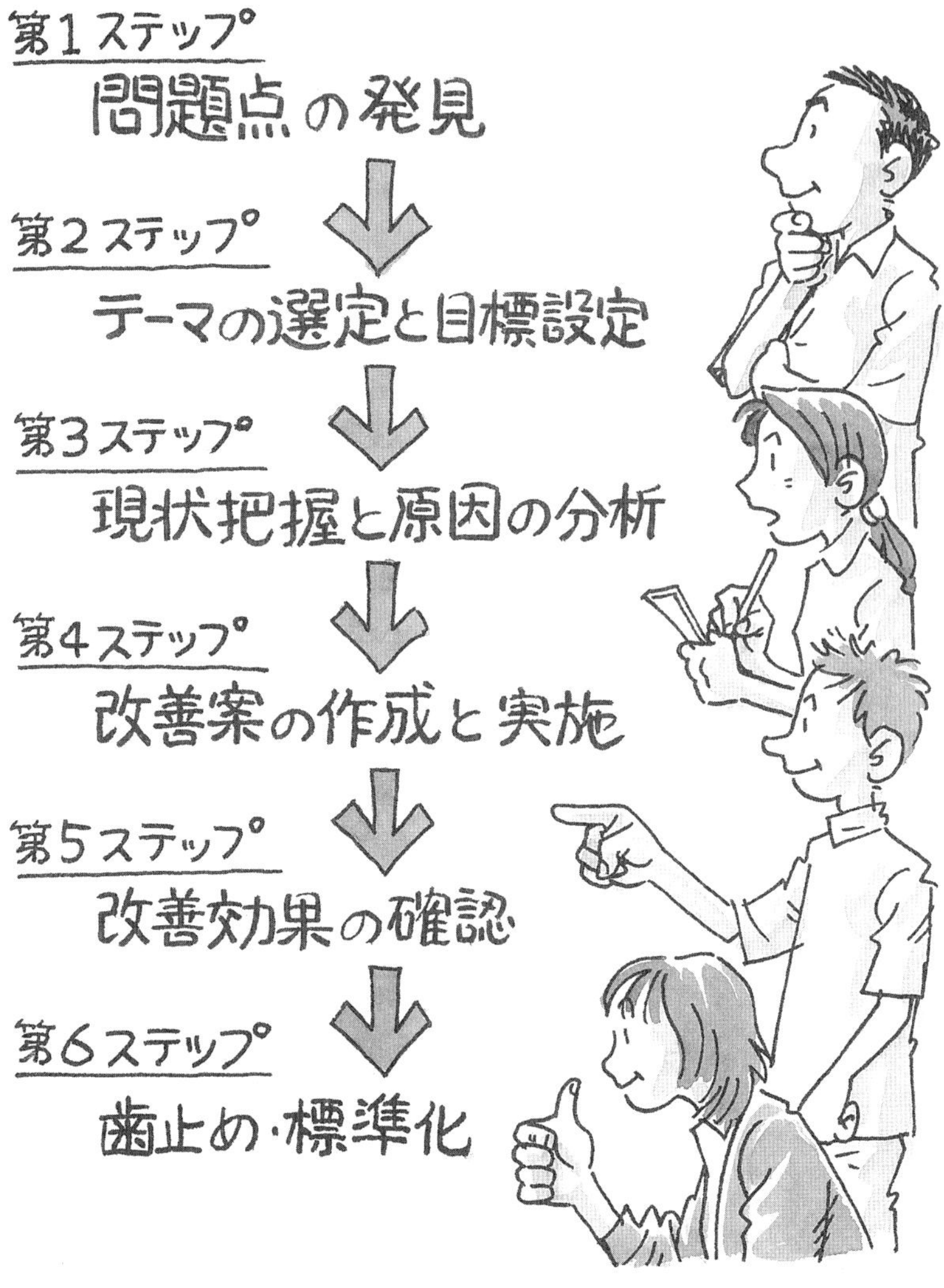

2　業務改善のすすめ方（改善ストーリー）

クリニックの運営にも、就業規則や賃金規定といったルールがありますが、業務改善のすすめ方にもルールがあります。これを改善ストーリーといいます。

院長がスタッフに「ああしろ、こうしろ」といっている姿を見ますが、ルールを理解しないことには業務改善はすすみません。改善ストーリーは次の6ステップとなります。

①問題点の発見（当クリニックでは、患者満足の視点からどのような問題を抱えているのかを探り出す）

②テーマの選定と目標設定（いくつかある問題点、悪さ加減に優先順位をつけて、改善テーマを選び、このような状態にしたいという目標を設ける）

③現状把握と原因の分析（現状の悪さ加減、患者さんに迷惑や負担をかけている度合いを測定し、なぜ、そうなるのかを分析する）

④改善案の作成と実施（原因をつかんだら、それを取り除く方法を考え、実際に取り組んでみる）

⑤改善効果の確認（取り組んだ改善活動の成果を測定し、目標と比較する）

⑥歯止め・標準化（改善した状況を維持するための方法を考える）

院長はこの各ステップの節目で、活動をコントロールしていきます。スタッフの自主的な業務改善を、院長が側面からコントロールすることができます。

6 改善ストーリー：ステップ①問題点の発見

問題点はスタッフが全員で見つけていくものですが、最初は院長がヒントを与える必要があるでしょう。

一般的には、次の５つの方法があります。

①スタッフの話し合いの中から見つける
②患者さんのクレームや苦情から見つける
③クリニックの目標（医療事故防止・接遇向上など）から見つける
④仕事をすすめる経営資源（人・機械・材料・方法）から見つける
⑤ムリ・ムダ・ムラから見つける

活動当初では、院長よりクリニックの目標を提示し、それに対してスタッフの話し合いを通じて、問題点を発見することが一般的です。

〔問題点を発見するには……〕

このクリニックでは、スタッフ全員が揃う機会を数多くもつことは難しいので、院長の手紙作戦で業務改善の趣旨を伝えました。

その内容は「スタッフみんなの力を借りて」患者さんに喜んでもらえるクリニックづくりをすすめたいこと、その際のキーワードは「接遇向上」であること、この手紙でわからない点があったらどんどん質問してほしい、という3点です。

この周知に、おおむね2週間ほどの期間をあてました。スタッフのほうから「いつからですか？」という質問が出た段階で、いよいよ問題点の発見に取り組みました。

まず、スタッフ全員に少し大きめの付箋紙を1冊ずつ渡しました。そして、「患者接遇」という言葉から思い出されること、日々の仕事で気になっていること、何でもよいので、1項目を1枚に、1人20枚を目標に書き込むように依頼しました。受け取ったスタッフは20枚に困惑していましたが、とにかく目標を超えるようにお願いしたのです。提出期限はやはり2週間としました。

結局、140枚の付箋が提出されました。これを元手に、ステップ①問題点の発見から、ステップ②テーマの選定へとすすんでいきます。

スタッフは院長が考えている以上に、新しい知識をほしがっているものです。この付箋紙を用いた問題点の抽出方法も、業務改善の手法です。次のステップ②では、ブレーンストーミングやKJ法といった手法を織り込みながら、テーマを選定していくプロセスとなります。

7　改善ストーリー：ステップ②テーマ選定と目標設定

日々の仕事に対する問題意識（マンネリからの脱皮）が高まり、ステップ①問題点の発見で多くの問題（問題と思われること）が発見されても、それらが即業務改善のテーマに結びつくわけではありません。多くの問題点を評価して、改善活動のテーマとして選定します。

「業務改善」の視点に立つと、問題点を大きく2つに区分できます。たとえば「診療報酬が改定されて、以前に比較して患者当たりの収入が減少した」「近隣にクリニックの新規開業が相次いでいる」「最寄り駅の改築工事が終わり、人の流れが変化した」など、院長やスタッフがどのように取り組んでも、改善できない問題――これを他責といいます。

「私たちは毎日一生懸命仕事をしている」という気持ちが強いと、問題点は他責になりがちです。業務改善のテーマ選定としては、自分たちで解決・改善できる問題点、すなわち自責を取り上げることが大切です。

テーマを選定する際のチェックポイントは、次のとおりです。

①院長・スタッフに身近な問題

②院長・スタッフに共通な問題

③短期間に解決できる問題

④自分たちだけで解決できる問題

スタートしたばかりのHQM活動では、最初から改善効果の高い問題を選定するよりも、チームワークや職場の人間関係が高まり、「やればできる」という達成感が得られる問題を選定するほうが相応しいでしょう。初歩的と思えるテーマを選定しても、取り組んだ分、必ず改善成果を得ることができます。

問題点をテーマとして選定したら、その問題点をよく理解することが必要です。スタッフ相互に事例を出し合い、共通認識を深めます。AさんとBさんの理解が違っていると、改善活動がすすまないからです。また、このプロセスが問題点改善のヒントを与えてくれると同時に、目標設定の検討につながります。

目標は「**あるべき姿**」です。このような状態であれば、患者さんにも、スタッフにも、院長にもよい状況を、イメージして言葉にします。また、問題点はマイナスの状態、目標はプラスの状態ですから、一足飛びに「あるべき姿」を求めるのではなく、まずは、マイナスをゼロにすることを当面の目標とします。

たとえば、患者さんからのクレームが多い現状（マイナス）に対して、クレームを経営に活かす（プラス）状況が「あるべき姿」になりますが、クレームをなくす（プラスマイナスゼロ）ことが、当面の目標設定となります。

8 改善ストーリー：ステップ③現状把握と原因の分析

ステップ②でテーマの絞り込みができた段階で、現状の悪さ加減を把握します。それには、可能なかぎり数字に置き換えることが大切です。

数字に置き換えることにより、悪さ加減を測定すると同時に、スタッフ間で悪さ加減を共有することができます。数字といっても金額で把握することは難しいことが多いので、回数・本数・時間などで把握します。

悪さ加減が計数により把握できたら、なぜそうなっているのかについて原因分析を行います。１人で考えるのではなく、ブレーンストーミングの手法を取り入れて複数で分析することが大切です。

原因分析のポイントは「**何故・なぜ・ナゼ**」と、最低でも３回は追求し、考えてみることです。

繰り返すことによって、原因から要因、そして真因へと、問題点の核心に迫っていくことができます。業務改善の成果をクリニックに定着させるためには、真因の解決が不可欠

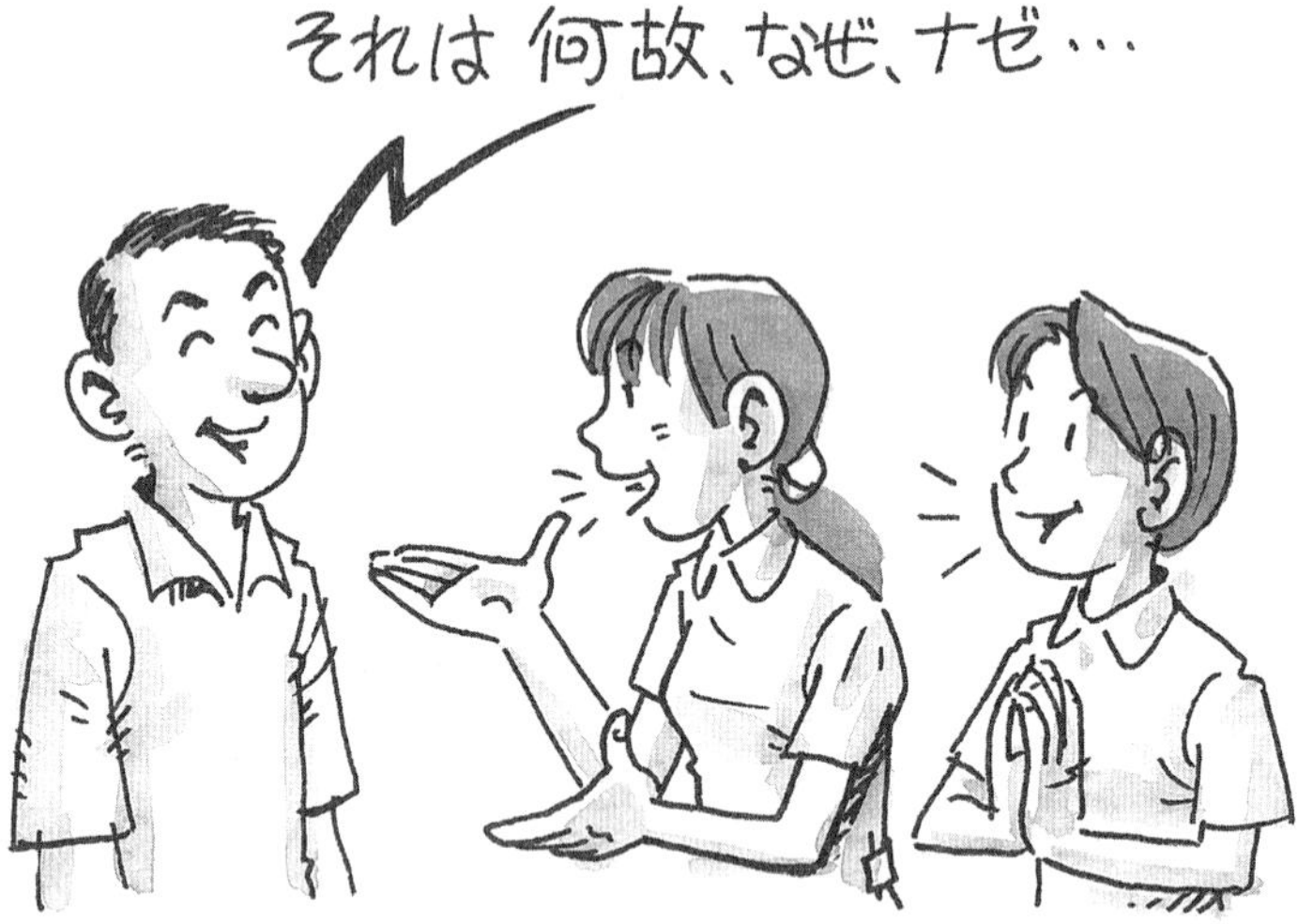

です。表面をなぞるだけの原因分析では成果は望めません。

この段階での院長の役割は、ひたすらスタッフの声に耳を傾けることです。院長にとって耳の痛い話や、筋違いの話が出てくることもあるでしょう。文句の一つも言いたくなるところですが、ここが我慢のしどころなのです。

どのような話でも、一旦は素直に聞く（受容）ことが、スタッフ自身の自分への反省につながります。受容しなければ、反省しないばかりか反発を招きます。

こうなると、改善活動はもとより、組織の活性化やクリニック経営自体が立ちいかなくなります。

9 改善ストーリー：ステップ④改善案の作成と実施

現状の悪さ加減を把握し、その原因を分析できたら、②テーマの選定と目標設定で整理した目標を実現するための改善案を具体的に作成します（142ページ参照）。

改善案は、院長やスタッフの１人が考えて、全員に実施させるというすすめ方ではうまくいきません。改善案は、スタッフ全体で検討する場を設けて作成することがポイントです。ＨＱＭはやらされてやるものではなく、一人ひとりがすすんで取り組むことに価値があります。なぜならば、スタッフが生き活きと働く職場づくりが目的だからです。

改善案の実施にあたっては期間を定めます。改善テーマや改善案によって期間を決めますが、おおむね３ヵ月程度で行なうのが実際的です。問題点の発見から歯止め・標準化までを半年で行うとすれば、改善案の実施にあてられる期間は３ヵ月程度となるからです。

実施で大切なことは、当たり前ですが、確実に「実施」することです。日々の業務に追われて実施がおろそかになることは避けなければなりません。朝礼時に確認したり、週末に各人の実施状況を確認したりと、確実に「実施」するための「工夫」が必要となります。ステップ④におけるリーダーの役割は、この「工夫」が中心となります。

〔図表 19〕 **気づきと挨拶の院内展開**
（スタッフミーティング・提出レポート）

挨拶の目的	自分と自分の周りの人たちが幸せな生活を送り，お互いの信頼関係を高めるために，挨拶をひとつの手段とする。	
挨拶の場	**目　標**	**具体的行動**（誰が読んでも何をするかわかる）
出勤·退勤時，仕事中のスタッフ間の挨拶	１日の始まりから終わりまで，スタッフみんなが気持ちよく過ごせるようにする。	出勤してきて顔を合わせた時点で相手の顔を見て，笑顔で「おはようございます」をいう。退勤時には心から「お疲れ様です」の言葉を掛け合う。仕事中の返事も，明るく「ハイ」という。
受付で患者様を迎える時	患者様に安心感を与え，このクリニックに来て良かったと思っていただけるようにする。	患者様の目を見て，相手の存在を認めた上で，笑顔でハキハキと挨拶をする。
子供たちと触れ合ったり，話しをする時	子供たちの不安や恐怖を和らげるようにし，子供たちにも挨拶の大切さを伝えられるようにする。	子供たちと挨拶や会話をする時には，子供たちの目線に合わせるようにし，笑顔で優しいトーンで挨拶や会話をする。
業者関係の人が訪問してきた時	クリニックの良い印象を与え，お互いの労をねぎらう気持ちが伝わるようにする。	「ご苦労様です」と，相手の顔を見て笑顔で声をかける。一礼，会釈をきちんとする。

10 改善ストーリー：ステップ⑤改善効果の確認

改善策の実施を受けて、改善効果の確認をします。

ステップ③現状把握と原因の分析で用いた悪さ加減がどのように改善されたかを測定します。定量的な情報だけでなく、スタッフの感想や患者さんの声など、定性的な情報も集めて改善効果を確認します。

定量的な情報は、改善前の状況と改善後の状況を表やグラフに表すとよく理解できます。また、定性的な情報も、項目ごとに整理して書き出して表にまとめます。改善活動の成果を、こうして院長・スタッフで共有化できる工夫が大切です。

ＨＱＭの改善活動でも、いわゆるＱＣの７つ道具（特性要因図・パレート図・チェックシートなど）を利用することができます。このような道具の利用法を勉強する機会をもつと、活動に弾みがつきますが、活動当初では、スタッフの負担が大きくなることが多いので、第2期くらいから導入していきたいものです。

11 改善ストーリー：ステップ⑥歯止め・標準化

ステップ⑤で改善効果の確認ができたら、改善活動で取り組んだ内容をクリニックの仕組みとするためにまとめを行ないます。マニュアルを作成したり、日々の取り組みをチェックしていく仕組みをつくるのです。

この段階まですすんだところで、改善活動のワンクールが終了します。スタッフ一人ひとりに達成感が生まれる瞬間です。

この達成感が自信につながり、自らすすんでクリニックに関わりを深めていくことが、自分自身とクリニックを生き活きさせることに気づきます。

こうして、自分たちで問題点を見つけ出し、改善していく経営体質（組織性格・組織風土）が生まれます。このような体質が、外部環境変化に主体的に対応し、永続するクリニックづくりにつながっていくのです。

第6章

組織活性化はトータルシステム

1 組織活性化は採用から始まる

ここに2人の受付事務のパートがいます。

そっと本心をのぞいてみると、一人（A子さん）は「どうせ時給は変わらないのだから、患者さんが一人も来ないといいな～」と思っています。もう一人（B子さん）は「せっかく出勤してきたんだから、いっぱい患者さんに来てほしいな～」と思っています。仕事（腕がいい・知識を持っている）ができる、できないの前提として、こうした気持ち（心）の問題があります。

院長は、どちらのスタッフとクリニック経営をしていきたいでしょうか。

A子さんのタイプばかりが集まったクリニックは、組織が活性化するのでしょうか。組織活性化はB子さんタイプを採用することから始まります。

まず、院長としては、A子さんタイプを絶対に採用しないことです。「広告費がムダになる」「とにかく人数を揃えたい」という理由で、気がついたらA子さんタイプを採用していた事例によく遭遇します。いったん採用すれば、院長には採用責任が生まれますので、簡単に辞めさせるわけにはいきません。

ですから、院長は採用基準（あるいは採用しない基準）を持つ必要があります。この基準にそって面接し、院長が採用を決定します。

わざわざ院長と書いたのには理由があります。院長には、医療技術者と経営者の二面性がありますが、経営者としての役割が好きでない（面倒くさい）ので、往々にしてコンサルタントなど第三者に任せがちです。第三者に任せる代表的な事項が、この採用の可否と昇給や賞与を含めた給与額の決定です。

コンサルタントに意見を求めることは大いに結構ですが、意思決定を任せるのはよろしくありません。とくにこの2つの事項は、院長とスタッフの信頼関係を構築する上での基本です。これを第三者に決めさせていたのでは、スタッフからすれば納得できないでしょう。

採用基準は、院長としてスタッフに対してけっして譲れないこと、A子さんタイプを採用しないために、面接時のチェックポイントを数点整理して文章化しておきます。

採用基準をもう一歩すすめて、このようなスタッフと一緒に仕事をしていきたいという事項を、「期待するスタッフ像」としてまとめ、面接時に提示して合意を得る方法もあります。

どのような方法であれ、常識・知識や技能だけでなく、スタッフの人間性を見極めて採用することが大事なのです。

2 評価と処遇をどうするか

意欲的なメンバーによって組織活性化したクリニックは、患者さんに必ず支持されます。結果として一定の収入を確保できます。組織活性化のおかげで収入が増える場合もあるでしょうし、減少に歯止めがかかる場合もあります。

こうしたスタッフの取り組みについては、院長が公平かつ公正に評価した上で、金額の多寡ではなく、給与や賞与といった処遇に反映させることが大事です。評価・処遇に反映することで、スタッフの努力を院長が認めたこととなり、それが次にすすんでいく励みになります。

とはいえ、公平・公正な評価は厄介です。

まず大切なことは、その評価がスタッフ本人にとって公平・公正と思えるかということです。ここで役に立つのが、本書でご紹介した年頭所感（52ページ）や経営計画のワークシートづくり（128ページ）です。

これらのシートへ本人が記入した事項について、できたかできなかったのかを、面接を通じてお互いに確認します。面接を通じて本人と合意できれば、本人にとって公平・公正となります。

また、事前に「書いて」「やって」「評価している」ので、メンバー間の公平・公正も保たれます。

とりわけ評価について気をつけなければならないことは、「やって」について、院長が本人の面倒をよく見てあげることです。

「やって」について院長が支援せず、「評価」で〝できていない〟と切り捨ててしまっては、スタッフの成長、さらには信頼関係を、院長自ら断ち切っているようなものです。院長の組織活性化は口ばかりかということになり、スタッフをがっかりとした気持ちにさせてしまいます。

なお、給与・賞与を中心とした処遇について、気をつけなければならないことは、院長の「説明責任」です。

就業規則・給与規定を整備して、スタッフに公開することは当然として、金額設定、手当の支給については、スタッフ同士で給与明細を見せ合っているという前提にたって、一人ひとりに説明できるようにしておかなければなりません。

3 組織の性格診断を実施し、活性化活動に弾みをつける

筆者が在籍する日本創造経営グループでは、組織活性化の状態を「企業性格」と位置づけ、「KD—I」調査〔図表20〕により「定量的」に測定する「企業性格診断」を実施し、組織活性化に役立てています。

そのクリニック固有の「企業性格」をつくり出している要因を整理してみますと、
①スタッフの目に見える働きや行動は、目に見えない心の働きに左右されている
②すすんで自主的に働くか、いやいや働くかで仕事の成果は違う
③意思疎通と貢献意欲が高い組織は、仕事の成果が高い
といえます。

KD—I調査では、自分の生活の場や、生まれてからの時間の経過に関する9領域に関する「刺激語」60項目の質問に対し、その「反応語」を調査することにより、一人ひとりの深層心理に根ざした行動特性（人格能力・人間性）を定量的に測定します。

一人ひとりの測定結果を総合して「企業性格」として「意思疎通度分類表」〔図表21〕に当てはめて、組織活性化の状況を把握します。

[図表20]　　KD－Ⅰ　項目別得点

領　域	基　準	職　場	家　庭	1日の時間	社会経済
得　点	5.4	10.4	8.3	3.7	6.0
項目平均	0.7	0.7	1.0	0.5	0.9
領　域	地域社会	学　校	天　候	余　暇	総合得点
得　点	3.1	2.4	0.5	7.8	47.6
項目平均	1.0	0.8	0.3	1.0	0.8

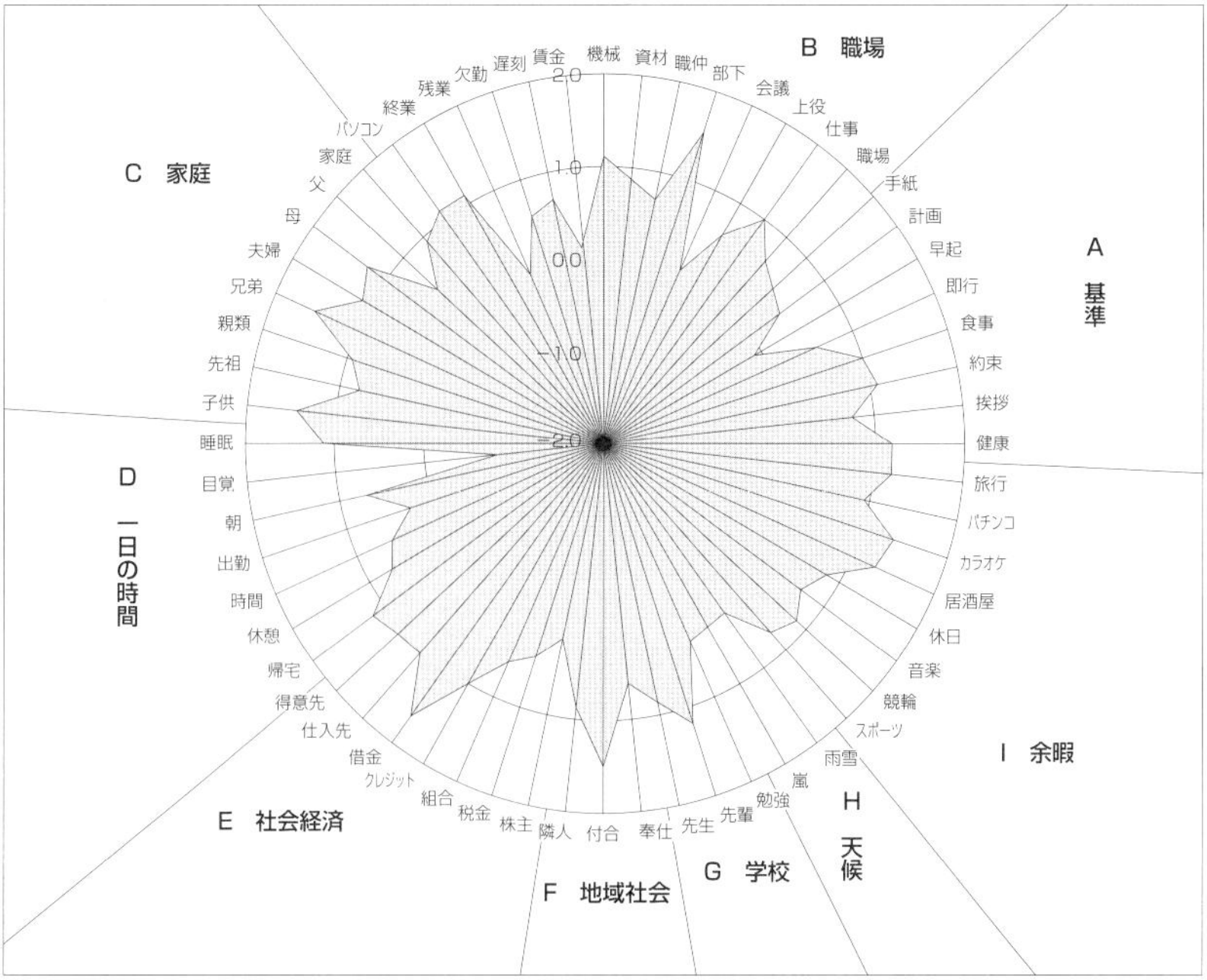

事例として「自律準備性企業　中の下」と判定されたAクリニックの組織活性化の内容は、次のとおりです。

――「個人あっての集団という理解。経営の意思を組織の下部に伝えるのに苦労する」

このような組織では、院長がクリニックをあげて何かに取り組もうとしても、スタッフ一人ひとりの都合が優先されるため、〝笛吹けども踊らず〟になりがちです。

Aクリニックは、院長と歯科衛生士3名、歯科助手4名、受付事務4名で運営しています。そのうち正規スタッフは6名で、歯科助手・受付事務8名のうち5名はパートスタッフです。

院長をはじめ、パートスタッフも含め、全員でKD―I調査を行い、当クリニックの企業性格を測定しました。

その結果、総合得点は「47・6点」で、意思疎通度分類表に当てはめると「自立準備性企業の中」と判定されました。

集団性格は「相互的集団」に位置し、組織活性化の状況は「セクショナリズムのため経営意思は容易に伝わらないが、〝集団に帰属する個人〟という意思ができかかった経営体」という内容です。

スタッフは、自分を中心とした考え方が抜けきれていない様子です。患者さんがいてクリニックがある、クリニックがあるから自分の仕事ができるといった、相手を中心に

〔図表21〕　　　　　　　　　意思疎通度分類表

<table>
<tr><th colspan="2" rowspan="2">企業性格</th><th rowspan="2">KD－Ⅰ
得点</th><th colspan="3">従業員構成分析</th><th rowspan="2">意思疎通内容
集団意思判定</th><th rowspan="2">集団
性格</th></tr>
<tr><th>創造者</th><th>自立者</th><th>労働者</th></tr>
<tr><td colspan="2">感化性企業</td><td>96点以上</td><td>100%</td><td>—</td><td>—</td><td>全員創造者。
まさに理想の集団。</td><td rowspan="2">協同的集団</td></tr>
<tr><td colspan="2">開拓性企業</td><td>95～72点</td><td>30%以上</td><td>40%以上</td><td>30%以下</td><td>経営者の意思どおりのチーム（集団）行動をする。個別行動や批判はまずない。</td></tr>
<tr><td colspan="2">自立性企業</td><td>71～60点</td><td>25%以上</td><td>30%以上</td><td>45%以下</td><td>経営者の意思に沿ったチーム（集団）として企業行動ができうる（総合力・統一力）。</td><td rowspan="4">相互的集団</td></tr>
<tr><td rowspan="5">自立準備性企業</td><td>上</td><td>59～55点</td><td>20%以上</td><td>25%以上</td><td>55%以下</td><td>まずはまとまった企業行動ができうる段階。集団意思がまとまりかけた段階。</td></tr>
<tr><td>中の上</td><td>54～49点</td><td>15%以上</td><td>20%以上</td><td>65%以下</td><td>経営者の統一力ができかけた企業。チームワークはまとまっていないので集団意思のまとめに多少苦労する。</td></tr>
<tr><td>中</td><td>48～44点</td><td>10%以上</td><td>15%以上</td><td>75%以下</td><td>セクショナリズムのため経営意思は容易に伝わらないが，集団に帰属する個人という意思ができかかった経営体。</td></tr>
<tr><td>中の下</td><td>43～38点</td><td>8%以上</td><td>13%以上</td><td>80%以下</td><td>個人あっての集団という理解。
経営意思を下部に伝えるのに苦労する。</td><td rowspan="5">寄生的集団</td></tr>
<tr><td>下</td><td>37～33点</td><td>5%以上</td><td>10%以上</td><td>85%以下</td><td>集団としてまとまっていない。
経営意思は伝わらず，対立がひどい。</td></tr>
<tr><td rowspan="3">自己中心性企業</td><td>上</td><td>32～27点</td><td>3%以上</td><td>7%以上</td><td>90%以下</td><td>てんでバラバラで集団とはいえない。利己心がひどくなり，個人の寄り集まりにすぎない。</td></tr>
<tr><td>中</td><td>26～24点</td><td>1%以上</td><td>4%以上</td><td>95%以下</td><td>お互い利用心一方。まさに寄生的集団。
存在目的も価値観も不明。</td></tr>
<tr><td>下</td><td>24点未満</td><td>1%以下</td><td>4%以下</td><td>95%以上</td><td>徹底したエゴイスト・ニヒリストの集団。
自由ではなく放縦のみ。</td></tr>
</table>

して自分をとらえて行動するという段階までは、もう一歩といった状況です。

院長は「もう少し高いランクに位置していると考えていた」とのことですが、1日当たりの患者数が多いこともあり、各人の仕事も忙しいので、周囲を見渡す余裕がなく、相手のことよりも自分自身の業務で精一杯な状況を考えると、クリニックの現状を映し出しているなと納得されていました。

院長はこの企業性格の測定結果を受けて、この状況が患者さんに悪影響を与えることを心配され、将来的な組織活性化の目標を自立性企業におき、当面は現状より2ランクアップの「自立準備性企業の上」（KD—I得点55点）を目指すことにしました。

組織活性化という言葉では抽象的になりがちですが、企業性格診断により明確な組織活性化の目標を掲げることができました。

4 まとめ――ギブアンドテイクではダメ！

組織活性化は、クリニック永続発展（長く経営を続ける）の決め手となります。

これからも歯科医の新規開業は増加していきます。隣同士に歯科クリニックが並んでいる様子も都市圏で見受けられます。こうした経営環境のもとで、患者さんに自医院の患者さんであり続けていただくためには、人は生き活きとした場所に集まるということを、再確認すべきです。

生き活きとしたクリニックづくりには、
①院長を含めたスタッフ間にコミュニケーションがあり、
②お互いが目指す共通目標が明確で、
③スタッフ一人ひとりの貢献意欲（患者さんのために、クリニックのためにという気持ち）が高く、
④それを土台として支える経営理念が必要です。
この４つを、常にブラッシュアップしていく取り組みが組織活性化です。

活性化には場が必要です。朝礼・職場ミーティング・小集団活動などの場を通じた、一

〔図表22〕 人材育成と組織活性化

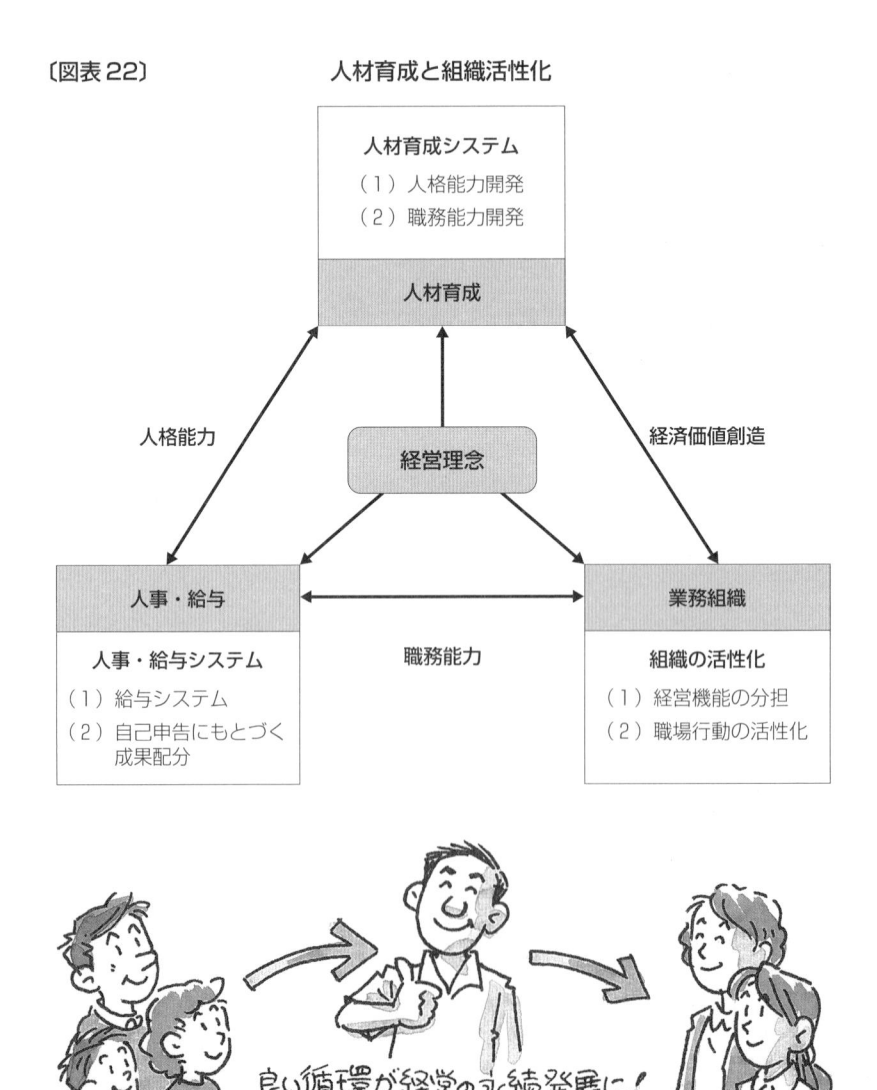

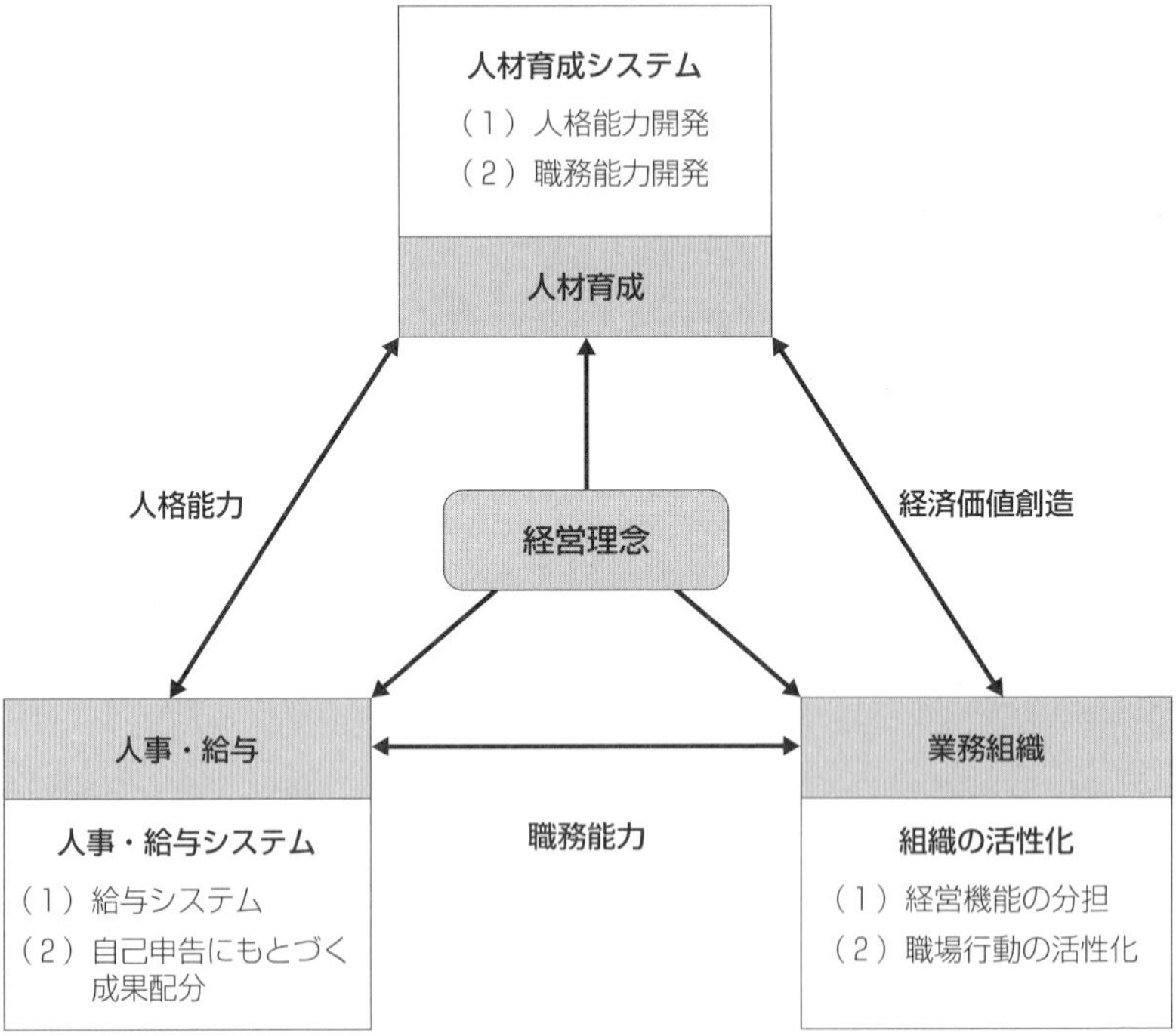

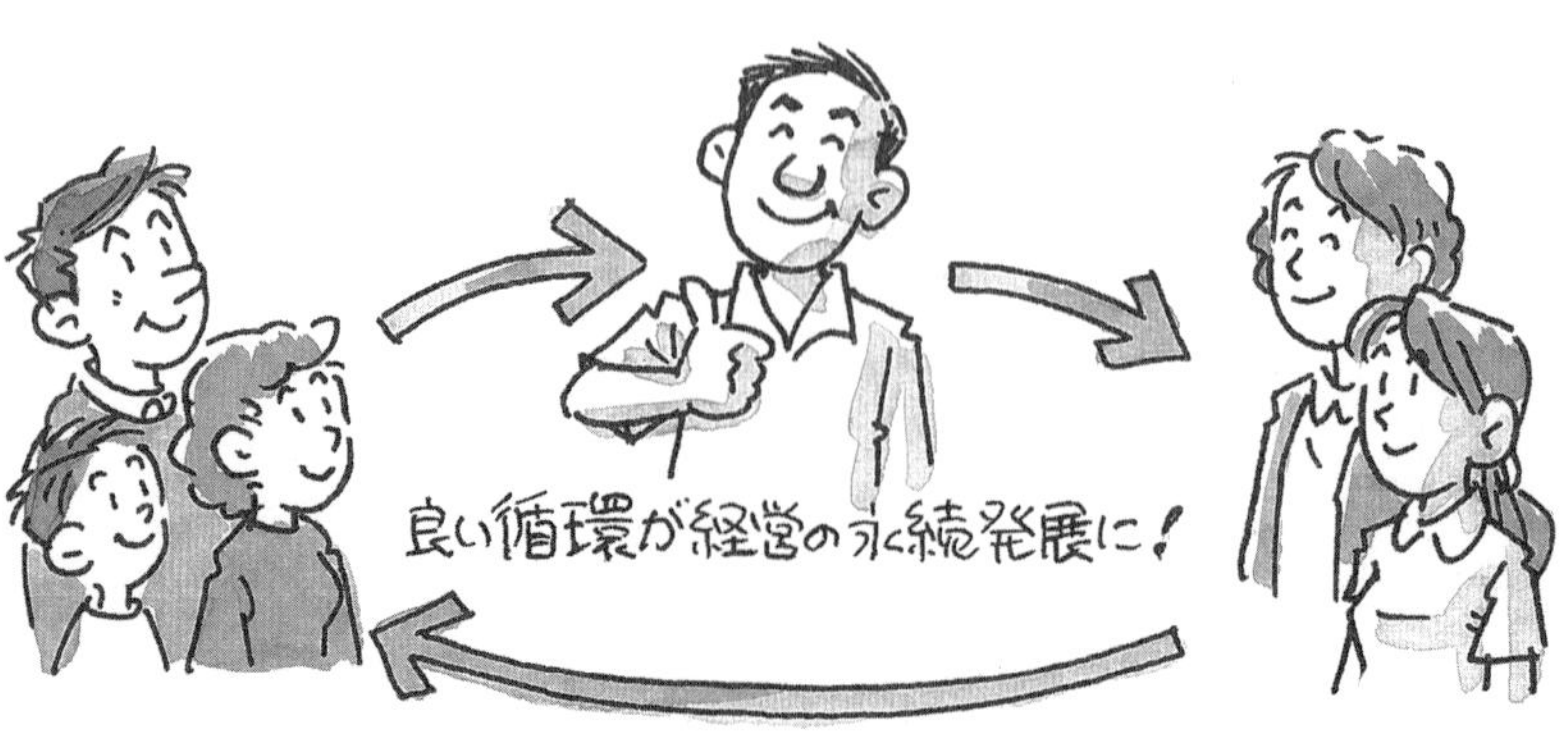

〔図表23〕　組織活性化による経営

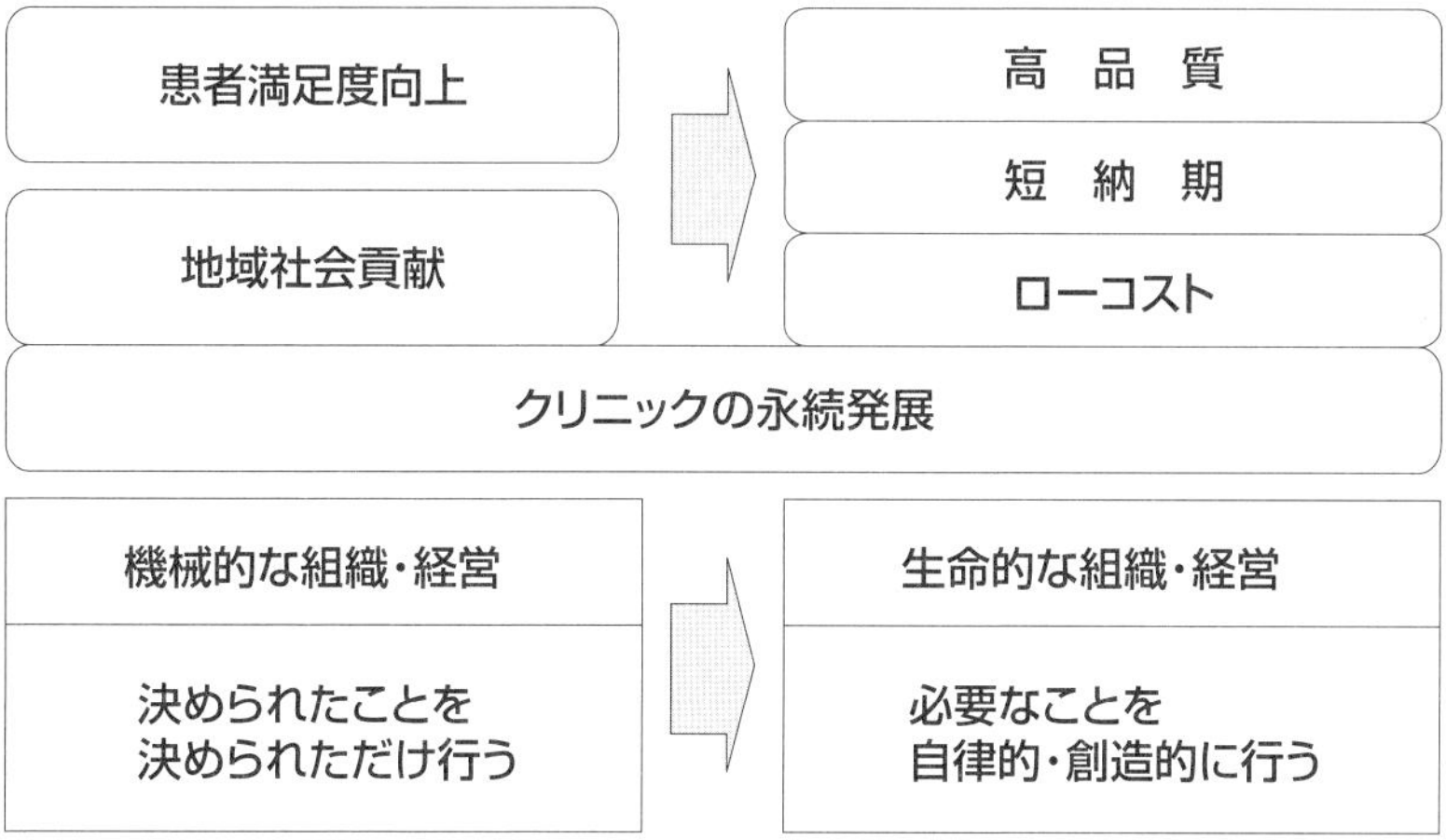

人ひとりの成長・貢献を評価し、処遇していかなければなりません。

組織活性化の度合いは、日本創造経営グループのKD－I調査〔図表20参照〕を利用した企業性格診断で測定することができます。

くどいようですが、組織活性化の土台は経営理念です。したがって、クリニックが活性化するか否かはこの経営理念がすべてです。

それぞれのクリニックで経営理念は異なりますが、その本質は「誰のために経営するのか」の一点だけです。院長のために経営するのか、患者さんのために経営するのか、ということです。おそらく多くのクリニックで掲げられた経営理念には「患者様のために」と書かれていることでしょう。

ここで指摘しておきたい点は、その経営理

念に対し「言っていること」「やっていること」、そして「本心」が一致しているかどうかです。

周囲の人は感じています。院長が自分のために、自分の生活のために経営しようというギブアンドテイクの私企業観を脱したときに、組織は活性化していきます。

ギブアンドテイクとは「自分は自分、相手は相手」という対立関係です。対立関係を超えて「まず相手が良くなり、そして自分も良くなる」という解決策を求めるときに、共生・共益の関係が生まれます。創造的（新しいものが生まれる）関係となるのです。

最後に、クリニックで一番長い時間・永い期間を過ごすのは院長です。したがって、組織活性化によって一番恩恵をこうむるのは「院長である」ことを、肝に銘じておきたいものです。

〔参考文献〕

『創造経営経済学』薄衣佐吉著（白桃書房／1982年1月）
『創造する管理者』（日本創造経営協会／1991年2月）
『創造的 人事・給与システム』日本創造経営協会編（同文舘出版／1996年3月）
『病院経営ハンドブック』日本創造経営協会編（同友館／1997年11月）
『共生共益を実現する人づくりの経営』日本創造経営協会編／礒部巖編著（中央経済社／2006年9月）

〔著者のプロフィール〕

齋藤　勝美（さいとう　かつみ）

1958年生まれ、日本大学商学部卒業。専門商社を経て大手会計事務所に10年間勤務。1994年㈱創造経営センター入社、現在コンサルティング事業部リーダー。ゼネラルコンサルタントとして、医療機関（歯科・医科、病院・診療所、薬局、福祉施設）はもとより、卸売業・物流業・製造業などの中小・中堅企業の経営診断・経営指導・新規創業支援に携わる。創造経営コンサルタント・認定登録医業経営コンサルタント。共著に『病院経営ハンドブック』（日本創造経営協会編／同友館／1997年11月）がある。

★日本創造経営グループは、創業者・故薄衣佐吉会長の教えに基づき、会計のもつ本質的な働きを活かし、社員一人ひとりの生き甲斐・働き甲斐の充実による創造的企業活動による永続的企業経営（日本的ベンチャー企業）づくりを通して、新しい時代の人類経済秩序を確立するコンサルティンググループです。

URL：http://www.sokei.co.jp/

〔歯科医院経営実践マニュアル〕

院長もスタッフも生き活き！小さい組織で大きな成果を生み出す実践ステップ

2007年10月10日　第1版第1刷発行

著　　者　齋藤《さいとう》　勝美《かつみ》

発 行 人　佐々木一高

発 行 所　クインテッセンス出版株式会社

東京都文京区本郷3丁目2番6号　〒113-0033

クイントハウスビル　電話（03）5842-2270（代表）

（03）5842-2272（営業部）

（03）5842-2280（編集部）

web page address　http://www.quint-j.co.jp/

印刷・製本　サン美術印刷株式会社

ISBN978-4-87417-983-3　C3047

定価はカバーに表示してあります